Diego Rovira Sirvent

ENFERMEDADES AUTOINMUNES NEUROLÓGICAS

FORMACIÓN
ALCALÁ

Se terminó de imprimir en los talleres gráficos de Editorial Zumaque en
Polígono Industrial El Retamal, calle olivo 12, Alcalá la Real (Jaén)
en febrero de dos mil veintitrés.

Su opinión es importante. En futuras ediciones, estaremos encantados
de recoger sus comentarios sobre este libro. Por favor, háganosla llegar a través
de la web: www.faeditorial.es

©Editorial: FORMACIÓN ALCALÁ.
Pol. Ind. El Retamal. Calle olivo 12.
23680 ALCALÁ LA REAL (JAÉN)
info@formacionalcala.com / info@faeditorial.es
www.formacionalcala.com / www.faeditorial.es
Tel. 953 58 53 30

1ª Edición: Febrero 2023
ISBN: 978-84-18980-74-9
DL: J 13-2023

ÍNDICE

ENFERMEDADES AUTOINMUNES NEUROLÓGICAS

AUTOR

Diego Rovira Sirvent

Grado en Medicina año 2010 y Máster Universitario en Investigación en Medicina Clínica año 2012 en Universidad Miguel Hernández. Médico Especialista en Neurología en 2014 en Hospital Universitario Severo Ochoa. Facultativo Especialista Neurología en Hospital Universitario Príncipe de Asturias con experiencia clínica en unidades de neurorrehabilitación, daño cerebral rehabilitable y unidad de ictus.

PRÓLOGO

La neurología autoinmune es una nueva subespecialidad en rápida evolución en neurología impulsada principalmente por el descubrimiento de los nuevos autoanticuerpos neurales (neuronales o gliales) específicos dirigida a antígenos diana específicos.

En el manual titulado *Enfermedades autoinmunes neurológicas* debemos reconocer las implicaciones potenciales de la autoinmunidad ya que se trata de una nueva subespecialidad en Neurología. Su importancia no puede ser exagerada ya que muchos de los trastornos ahora reconocidos como autoinmunes son tratables y reversibles, lo que representa un cambio de la visión tradicional sostenida por muchos en la comunidad científica. Proporcionamos una descripción general de cómo se desarrolló este campo y se expone el principal contenido de los temas individuales tratados posteriormente en cada capítulo, así como la descripción de algunos de los desafíos actuales en dicha área.

La neurología autoinmune se cruza con muchas de las subespecialidades tradicionales, incluida la neurología cognitiva y conductual (demencia y encefalopatías autoinmunes), trastornos del movimiento (corea autoinmune, mioclonías y ataxia), epilepsia (epilepsia autoinmune), neurooncología (trastornos neurológicos paraneoplásicos), trastornos neuromusculares (miastenia gravis, síndrome de Lambert-Eaton), nervio periférico (neuropatías tanto somáticas como autonómicas, trastornos de hiperexcitabilidad), y enfermedades desmielinizantes (trastornos del espectro NMO neuromielitis óptica). A pesar de su relativa rareza, la variedad de fenotipos clínicos y la respuesta a las inmunoterapias el conocimiento de estas enfermedades y su diagnóstico en pacientes es particularmente importante.

1. INTRODUCCIÓN A LA NEUROLOGÍA AUTOINMUNE

1. GENERALIDADES

Teniendo en cuenta la diversidad y el número de dianas que se expresan en los 500 mil millones de glía estimados en el cerebro humano y ligeramente menos numerosas, pero más diversas neuronas, si algún canal, receptor o proteína en dicha célula puede ser el objetivo del propio sistema inmunitario, basta con imaginar las posibilidades. Debemos reconocer las implicaciones potenciales de la autoinmunidad en Neurología ya que se trata de una nueva subespecialidad en neurología. Su importancia no puede ser exagerada ya que muchos de los trastornos ahora reconocidos como autoinmunes son tratables y reversibles, lo que representa un cambio de la visión tradicional sostenida por muchos en la comunidad médica y laica de que los neurólogos diagnostican, pero no curan enfermedades. En el primer capítulo introductorio proporcionamos una breve descripción general de cómo se desarrolló este campo y se expone el principal contenido de los temas individuales tratados posteriormente en cada capítulo, así como la descripción de algunos de los desafíos actuales en dicha área.

La neurología autoinmune es una nueva subespecialidad en rápida evolución en neurología impulsada principalmente por el descubrimiento de los nuevos autoanticuerpos neurales (neuronales o gliales) específicos dirigida a antígenos diana específicos.

La neurología autoinmune se cruza con muchas de las subespecialidades tradicionales, incluida la neurología cognitiva y conductual (demencia y encefalopatías autoinmunes), trastornos del movimiento (corea autoinmune, mioclonías y ataxia), epilepsia (epilepsia autoinmune), neurooncología (trastornos neurológicos paraneoplásicos), trastornos neuromusculares (miastenia gravis, síndrome de Lambert-Eaton), nervio periférico (neuropatías tanto somáticas como autonómicas, trastornos de hiperexcitabilidad), y enfermedades desmielinizantes (trastornos del espectro NMO neuromielitis óptica). A pesar de su relativa rareza, la variedad de fenotipos clínicos y la respuesta a las inmunoterapias concienciar sobre estas enfermedades y su diagnóstico en pacientes es particularmente importante.

La autoinmunidad es una respuesta inmunitaria equivocada a los propios órganos del cuerpo. La autoinmunidad neurológica puede apuntar virtualmente a cualquier estructura dentro del sistema nervioso central o periférico y, a menudo, de una manera muy específica, dirigida a una población celular específica (p. ej., células de Purkinje del cerebelo, neuronas del hipocampo o ganglios de la raíz dorsal).

Como regla general, los anticuerpos dirigidos contra proteínas intracelulares (enzimas nucleares e intracitoplasmáticas, factores de transcripción y proteínas de unión a ARN) sirven como marcadores citotóxicos, específicos de péptido neural, la lesión mediada por células T, por lo general, responden mal a la inmunoterapia (síndromes paraneoplásicos clásicos). Por el contrario, los anticuerpos dirigidos a las proteínas de la membrana plasmática (neurotransmisores receptores, canales iónicos, canales de agua y complejo proteico de canales) pueden actuar como efectores patogénicos y a menudo implican respuesta a la inmunoterapia.

2. ANTICUERPOS RESULTANTES DE LA RESPUESTA INMUNE AL CÁNCER

A partir de la década de 1960, los trastornos periféricos inmunomediados y los trastornos cerebrales se han asociado con tumores, a menudo carcinoma de pulmón de células pequeñas, ginecológicos o tumores de mama. Por lo tanto, hasta el día de hoy, se supone que los trastornos neurológicos autoinmunes están en ocasiones, asociados con un tumor manifiesto o críptico, el consenso es que una respuesta inmune antitumoral potencialmente eficaz es iniciada por un antígeno que se comparte con el sistema nervioso.

Esta respuesta inmunitaria dirigida al tumor puede iniciarse por proteínas onconeurales intracelulares, a menudo en el núcleo, nucléolo o citoplasma de ciertos tumores. Estos antígenos se presentan al sistema inmunitario adaptativo por el tumor y el sistema inmunitario resultante de la activación celular. Los antígenos también se expresan en las células neurales (neuronas o glía) y por lo tanto son objetivos coincidentes.

En muchas situaciones, la inmunidad celular resultante se cree que es responsable de la destrucción neuronal e invalidez permanente e irreversible. Los anticuerpos específicos (inmunidad humoral), cuando se dirige contra los antígenos intracelulares, es muy poco probable que sean causales, pero sigue siendo un excelente biomarcador para la presencia de un tumor. En otros casos, por ejemplo, el síndrome Lambert-Eaton miasténico, la respuesta inmunitaria se dirige hacia proteínas onconeurales de la membrana plasmática y los anticuerpos relevantes son patógenos.

En la mayoría de estos pacientes, los síntomas neurológicos preceden a la identificación de un cáncer, y la identificación de uno (o más) de los anticuerpos, mediante baterías de análisis cada vez más fácilmente disponibles en medios hospitalarios, puede ser un biomarcador muy útil para la presencia de un tumor específico.

Debido a la complejidad de estas enfermedades y sus tratamientos, sin embargo, se requiere una estrecha interacción con médicos oncólogos en el manejo óptimo de los trastornos neurológicos paraneoplásicos: tratamientos con cirugía, radioterapia y la quimioterapia dirigidas a la subyacente malignidad debe coordinarse con la inmunoterapia como tratamientos del trastorno neurológico autoinmune.

La estabilización de la enfermedad neurológica debe ser el objetivo, pero estos pacientes relativamente raros a menudo no mejoran sustancialmente con inmunoterapias.

Tabla 1. *Descripción general de los anticuerpos neurales y sus neoplasias asociadas según el nivel del sistema nervioso involucrado y manifestaciones neurológica o síndrome.*

NIVEL	SÍNDROME	ANTICUERPO	NEOPLASIA
Corteza cerebral	Encefalitis límbica	Complejo VGKC (LGI1/CASPR2)	Timoma, CPCP
	Epilepsia autoinmune	NMDAR	Teratoma ovárico 50%
	Demencia autoinmune	CRMP5 (CV2)	CPCP >Timoma: > 90%
		ANNA1 (Hu)	CPCP > Neuroblastoma: > 80%
		GABA-R	Pulmón, neuroendocrino: 50%
		Ma2	Testículo, pulmón: > 90%

NIVEL	SÍNDROME	ANTICUERPO	NEOPLASIA
		Ma1	Mama, colon, parótida, pulmón: > 90%
		Anfifisina	Mama, CPCP: > 90%
		IgLON5	No tumor conocido
		AMPAR	Pulmón, mama, timoma: 70%
		GAD65	Pulmón, neuroendocrino, timoma: < 10%
Diencéfalo	Disfunción hipotalámica	Ma1, Ma2 (Ehler-Danlos, cataplejia)	
	Narcolepsia/cataplejia	Complejo VGKC (LGI1/CASPR2)	
	SIADH	AQP4	
Ganglios basales	Corea/distonia	CRMP5 (CV2)	
		GAD65	
		ANNA1 (Hu)	
		Complejo VGKC (LGI1/CASPR2)	
		Anfifisina	
CPCP y otros >50%	Ataxia cerebelosa	PCA-1 (Yo)	Ovario, mama, conducto Müller: > 90%
	Degeneración cerebelosa	PCA-Te (DNER)	Linfoma Hodgkin > 80%
		ANNA1 (Hu)	
		CRMP5 (CV2)	
		mGluR	Linfoma Hodgkin algunos casos
		GAD65	
		VGCC	CPCP y otros > 50%

NIVEL	SÍNDROME	ANTICUERPO	NEOPLASIA
Troncoencéfalo	Encefalitis de troncoencéfalo	CRMP5 (CV2)	
	Opsoclonus mioclonus	ANNA1 (Hu)	
		ANNA2 (Ri)	
	Sd. Stiff-man	Anfifisina / GAD65	
	Sd. PERM	Ma2	
		Ma1	
		GlyαR	Timoma, linfoma: 20%
		AQP4	
Médula espinal	Mielopatia y mioclonus	AQP4	
		CRMP5 (CV2)	
		Anfifisina	
Nervio periférico	Polineuropatía	ANNA1 (Hu)	
		CRMP5 (CV2)	
		Anfifisina	
		AChR gangliónico	Mama, próstata, pulmón, intestinal: < 15%
	Neuropatía autonómica	VGKC (CASPR2)	
Unión neuromuscular	Miastenia gravis	AChR muscular	Timoma: < 20%
	Sd. Lambert-Eaton	VGCC (tipo PQ > tipo N)	CPCP 50%
		SOX1	CPCP >90%
Músculo	Miositis necrotizante	SRP54	Bajo riesgo
	Dermatomiositis	Anti TIF1 / NXP2	Adenocarcinoma >70%

3. AUTOANTICUERPOS CONTRA ANTÍGENOS INTRACELULARES NO ESTRECHAMENTE VINCULADO A LOS TUMORES

Cuando se consideran anticuerpos contra antígenos intracelulares, es importante mencionar los *anticuerpos contra el ácido glutámico descarboxilasa* (GAD). Estos son un biomarcador de diabetes mellitus insulinodependiente, pero también se encuentra, a menudo en título muy alto, en pacientes con trastornos neurológicos persistentes; estos son frecuentemente lentamente progresivos, crónicos y con poca respuesta a las inmunoterapias. Las enfermedades asociadas con los anticuerpos GAD se incluyen en el ámbito de las epilepsias y los trastornos del movimiento porque su identificación puede apuntar a una enfermedad sensible a inmunoterapia en algunos pacientes. La posibilidad de que estos pacientes tengan otros anticuerpos potencialmente patógenos, se ha planteado y los estudios futuros pueden ayudar a caracterizar mejor las enfermedades asociadas a anticuerpo GAD.

Además, existen muchos trastornos de otras partes del sistema nervioso que se piensa ampliamente que es mediada por autoinmunidad, pero aún no asociada con anticuerpos patógenos. Por ejemplo, los anticuerpos en las diferentes formas de miositis, aunque es poco probable que sean patogénicos ya que son contra antígenos intracelulares, se reconoce cada vez más que tienen relevancia clínica en el diagnóstico y en la toma de decisiones terapéuticas.

Mecanismos inmunopatógenos de autoanticuerpos neurales paraneoplásicos y no paraneoplásicos (idiopáticos)

En casos de autoinmunidad paraneoplásica, las respuestas inmunitarias dirigidas al tumor son iniciadas por proteínas onconeurales expresadas en la membrana plasmática o en el citoplasma, núcleo o nucléolo de ciertos tumores. Estos antígenos también se expresan en las células neurales y, por lo tanto, son dianas coincidentes. Aunque hay evidencia en algunos casos para apoyar el inicio de una infección análoga inducida por mimetismo en la autoinmunidad no paraneoplásica (p. ej., encefalitis del receptor del ácido N-metil-D-aspártico (NMDAR) después del herpes simple) la fuente del antígeno iniciador sigue siendo esquiva en la mayoría de los casos.

Los anticuerpos que se dirigen a los antígenos de la membrana plasmática son efectores de la lesión: los anticuerpos dirigidos a la membrana plasmática de las células neurales (por ejemplo, complejo de canal de potasio dependiente de voltaje, NMDA, ácido isoxazolpropiónico alfa-amino-3-hidroxi-5-metil-4 (AMPA), receptor de ácido gamma-aminobutírico-B (GABA-B)) son efectores de disfunción o lesión celular a través de múltiples mecanismos efectores. Estos mecanismos incluyen efectos agonistas o antagonistas del receptor, activación de cascadas del complemento, activación de receptores Fc que conducen a citotoxicidad mediada por células dependiente de anticuerpos (ADCC) e internalización de antígenos (modulación antigénica), alterando así la densidad del antígeno en la superficie celular.

Los anticuerpos dirigidos contra antígenos nucleares o citoplasmáticos son marcadores séricos de una lesión mediada por un efector de células T. Los antígenos intracelulares no son accesibles al ataque inmunitario in situ, pero los péptidos derivados de proteínas intracelulares se muestran en moléculas del complejo mayor de histocompatibilidad (MHC) de clase I reguladas al alza en un medio proinflamatorio de citoquinas después de la degradación proteasomal, y luego son accesibles a las células T citotóxicas péptido-específicas. Los anticuerpos nucleares antineuronal 1 (ANNA-1), proteína mediadora de la respuesta a la colapsina 5 (CRMP-5) dirigida a estos antígenos se detectan tanto en el suero como en el líquido cefalorraquídeo, pero no son patógenos. En la práctica clínica, estos anticuerpos sirven como marcadores de diagnóstico de un proceso efector con predominio de células T.

4. AUTOANTICUERPOS PATOGÉNICOS

Estos son los anticuerpos en los que se centra este capítulo. Los anticuerpos patógenos en el sistema nervioso periférico han sido conocidos, por supuesto, desde la década de 1970 desde los descubrimientos seminales de Lindstrom, Drachmann, Engel, y muchos otros. Tanto la miastenia como el síndrome Lambert-Eaton tienen un tumor asociado (timoma o cáncer de pulmón de células pequeñas) así como formas no asociadas a tumores, pero en cada caso las inmunoterapias son altamente efectivas.

En el 1990 el descubrimiento de anticuerpos contra gangliósidos en algunas formas de trastornos de los nervios periféricos fue otro gran avance, aunque se observó un efecto directo de los anticuerpos más difíciles de demostrar, y las respuestas al tratamiento no siempre son tan fáciles de predecir. Estudios más recientes han identificado a las proteínas nodales en al menos una pequeña proporción de pacientes con formas distintivas de polineuropatía desmielinizante inflamatoria crónica, y hay mucho más que aprender.

Incluso antes de la nueva era de formas las autoinmunes de encefalitis (año 2000 hasta la actualidad), hubo indicios de que algunos trastornos del sistema nervioso central, así como las enfermedades neuromusculares y de los nervios periféricos mencionados anteriormente, se asociaron con anticuerpos específicos y podrían responder también a las inmunoterapias. En particular, algunas enfermedades cerebrales se superponen con otras especialidades: pacientes con tiroiditis autoinmune u otros trastornos endocrinológicos comúnmente tienen coexistencia con autoinmunidad neurológica.

En reumatología, los pacientes con antecedentes personales o familiares de órgano y autoinmunidad no específica de órganos, como el lupus sistémico eritematoso, enfermedad de Sjögren y síndrome antifosfolípidos, pueden presentarse con complicaciones neurológicas de su enfermedad del tejido conectivo y comúnmente pueden tener otros trastornos neurológicos autoinmunitarios asociados. Cabe destacar que los reumatólogos tienen una amplia experiencia en el uso de una amplia gama de medicamentos inmunosupresores que tienen aplicabilidad en trastornos neurológicos autoinmunes y estos especialistas a menudo han estado más dispuestos utilizarlos en pacientes con afectación neurológica.

Ahora existe una *variedad de objetivos antigénicos diferentes* (glioma inactivado 1 rico en leucina (LGI1), alfaamino-ácido 3-hidroxi-5-metil-4-isoxazolpropiónico (AMPA), receptor de ácido N-metil-D-aspártico (NMDA) y receptores de ácido gamma-aminobutírico (GABA)) y es reconocida su importancia en el diagnóstico diferencial de pacientes que presentan síndromes neurológicos subagudos. Es importante destacar que tanto los niños como los adultos de todas las edades pueden ser afectados, haciendo que el reconocimiento de estos anticuerpos asociados a síndromes sea de gran importancia.

5. ORIENTACIÓN TERAPÉUTICA

Este campo de descubrimiento tiene desafíos significativos de aquí en adelante, con tantas preguntas sin respuesta. A partir de una perspectiva del tratamiento, necesitamos comenzar a abordar preguntas terapéuticas: ¿Qué fármaco? ¿Qué dosis? ¿Cuánto tiempo para tratar? Estos trastornos requerirán ensayos controlados aleatorios para definir mejor los regímenes terapéuticos apropiados. Algunos de estos trastornos son enfermedades monofásicas y pueden requieren inmunoterapia de corta duración. Algunos pueden en realidad mejorar espontáneamente.

Comprender la inmunopatogénesis da lugar a nuevas terapias con conocimientos interpretativos serológicos avanzados, junto con una mayor comprensión del impacto patógeno de la unión de los anticuerpos neuronales a sus objetivos conducirá al descubrimiento de nuevas dianas terapéuticas y por tanto aumentar las posibilidades de reutilización de medicamentos ya disponibles, así como el desarrollo potencial de nuevas terapias hacia enfermedades específicas. La reutilización de medicamentos utilizados en otros campos, como hematología y reumatología, permitirán a los neurólogos acelerar el desarrollo de tratamientos para afecciones neurológicas previamente devastadoras e incurables como la *neuromieltis óptica* (NMO), miastenia gravis y polineuropatía desmielinizante inflamatoria crónica. Esta área requerirá un mayor desarrollo. de modelos animales que modelan directamente la enfermedad en cuestión.

Esto nos lleva a otro desafío importante de cómo se debe clasificar o definir estas condiciones patológicas. ¿Deberíamos definirlos en función del objetivo molecular o clasificarlos de acuerdo con criterios clínicos y radiológicos específicos?

Muchos trastornos diversos ahora están unificados por un biomarcador específico, y dado que muchos de los síntomas y signos se extienden más allá de sus asociaciones clínicas tradicionales, sugerimos que se desarrolle una nueva terminología consistente con una nomenclatura en evolución utilizada en enfermedades neurológicas autoinmunes definidas por diana molecular.

El término *autoinmunidad por acuaporina-4* (AQP4) es inclusivo del fenotipo sistémico en expansión hasta ahora identificados para trastornos del espectro NMO. La ausencia de AQP4 IgG podría indicar un diagnóstico alternativo, como la esclerosis múltiple, otra enfermedad desmielinizante o la presencia de otro anticuerpo, o un diagnóstico indeterminado. Del mismo modo, el término *encefalitis autoinmune NMDAR* se ha utilizado para definir la encefalopatía resultante del ataque dirigido de la NMDAR por IgG patógenas. Este enfoque de clasificación de enfermedades inflamatorias del sistema nervioso central no infiere, sin embargo, que síndromes similares sin ese anticuerpo específico no existen, implica que el fenotipo clínico puede ser compartido, aunque los mecanismos inmunopatogénicos pueden diferir (astrocitopatía en autoinmunidad AQP4 y oligodendrogliopatía en la autoinmunidad a la glicoproteína de oligodendrocitos de mielina).

El reconocimiento de tales diferencias inmunopatogénicas probablemente sea importante como más individualizado y mecanicistamente las terapias dirigidas estén disponibles. Pero estas consideraciones plantean otra pregunta. ¿Cómo evaluamos la sensibilidad de las pruebas de anticuerpos si la enfermedad solo está definida por la presencia del anticuerpo en lugar de la clínica?

Este grupo de enfermedades en expansión no pudo ser reconocido sin el desarrollo, en paralelo, del análisis en suero y líquido cefalorraquídeo (LCR) de autoanticuerpos. Debido a las implicaciones de los resultados positivos de las pruebas, el el número de muestras enviadas para pruebas de anticuerpos ha aumentado exponencialmente, principalmente para excluir la posibilidad de una enfermedad sensible a la inmunoterapia.

Como resultado habrá una proporción de resultados equívocos o positivo *clínicamente irrelevante* (no necesariamente *falso*) y algunas áreas de controversia o donde se necesita precaución en la interpretación de los resultados.

Es importante darse cuenta de que no todo es positivo. Los resultados de las pruebas, particularmente aquellos con títulos bajos, significan una enfermedad sensible a la inmunoterapia; algunos anticuerpos pueden surgir secundariamente al daño neuronal (como en la encefalitis herpética por virus simplex (HSVE) recidivante) y no siempre causan enfermedad, y habrá otros factores que contribuyen a la patología de la enfermedad. Las características clínicas y las investigaciones y la experiencia del médico son cruciales en el diagnóstico y manejo exitoso de estos casos.

Ahora está claro que muchos trastornos asociados con anticuerpos no son paraneoplásicos. ¿Qué otras causas se pueden identificar? Existe un creciente grupo de literatura que apoya el concepto de que la autoinmunidad neurológica puede desarrollarse en el contexto de la infección (Leypoldt y col. 2015). En niños, tenemos la parálisis post enterovirus D68, encefalomielitis aguda diseminada posvacunación o infecciones, y síndrome de Guillain-Barré en el contexto de infección por Campylobacter que ahora son asociaciones bien reconocidas.

Se han informado *recaídas* prolongadas en encefalitis por herpes simple típicamente semanas después de la infección inicial y, a menudo, asociado con movimientos inusuales denominados por algunos como *coreoatetosis post-HSVE.* La reacción en cadena de la polimerasa VHS es comúnmente negativa en LCR En 2012, Pruss y col. informó la presencia de NMDAR IgA, IgM o IgG en el suero o LCR del 30% de los pacientes con HSVE. En dichos pacientes se alteró la densidad de marcadores de la sinapsis neuronal lo que sugiere una enfermedad patógena potencial que modifica el efecto.

En 2014, Hacohen y col. publicaron *anticuerpos NMDAR en suero* en 3 de los 7 niños que habían recaído post-HSVE, y que mejoraron con inmunoterapias. Otros han informado hallazgos similares con recaídas post-HSVE, incluido el receptor de dopamina 2 y anticuerpos neurales no clasificados. Otros estudios han reportado anticuerpos post citomegalovirus y virus de Epstein-Barr, virus de la varicela-zóster y una diversidad de anticuerpos neurales en suero y LCR de pacientes.

A veces, cuando el tipo de célula objetivo se presenta en muchas estructuras diferentes del sistema nervioso central, los síndromes que resultan pueden ser diversos, como los asociados con neuritis óptica, mielitis y episodios de edema cerebral en NMO. Comprender estos trastornos en última instancia requiere un análisis de cómo el antígeno diana afectan las interacciones celulares inmunitarias tanto para generar la reacción autoinmune y producir la lesión inmunomediada en el sistema nervioso.

Se sospecha que la variabilidad en el microambiente inflamatorio, en la capacidad de las células para regular la inflamación, y en la expresión del antígeno diana (isoformas, conformación del epítopo y biodisponibilidad) pueden ser áreas que justifiquen más investigaciones.

La era del descubrimiento de anticuerpos neuronales ha llegado y es el principal impulsor del campo actual de la neurología autoinmune. Un espectro creciente de diagnósticos clínicos, radiológicos y de asociaciones oncológicas ahora están siendo reconocidas con estos autoanticuerpos.

El reconocimiento de nuevos biomarcadores, y su conocimiento interpretativo mediante análisis serológicos avanzados, produce mayor comprensión del impacto patógeno de la unión de anticuerpos neuronales a su membrana plasmática neuronal y a los objetivos gliales, así como la identificación futura de nuevos mecanismos patogénicos que conducirán a la formulación de terapias específicas del paciente.

BIBLIOGRAFÍA

- Sean J. Pittock, Angela Vincent (2016) Chapter 1 - Introduction to autoimmune neurology. Handbook of Clinical Neurology, Elsevier,Volume 133: 3-14.
- Hacohen Y, Dlamini N, Hedderly T et al. (2014). N-methyl-Daspartate receptor antibody-associated movement disorder without encephalopathy. DevMed Child Neurol 56: 190–193.
- Mohammad SS, Sinclair K, Pillai S et al. (2014). Herpes simplex encephalitis relapse with chorea is associated with autoantibodies to N-methyl-D-aspartate receptor or dopamine-2 receptor. Mov Disord 29: 117–122.
- Pruss H, Finke C, HoltjeMet al. (2012). N-methyl-D-aspartate receptor antibodies in herpes simplex encephalitis. Ann Neurol 72: 902–911.
- Leypoldt F, Armangue T, Dalmau J (2015). Autoimmune encephalopathies. Ann N Y Acad Sci 1338: 94–114.

2. ENCEFALITIS MEDIADAS POR ANTICUERPOS

1. INTRODUCCIÓN

Las encefalitis mediadas por anticuerpos constituyen un grupo de enfermedades inflamatorias cerebrales que se caracterizan por trastornos neuropsiquiátricos como síntomas prominentes y se asocian con anticuerpos contra proteínas neurales de la superficie celular, canales iónicos o receptores.

Las *características clínicas* más comunes incluyen cambios en el comportamiento, psicosis, convulsiones, déficits de memoria, movimientos anormales, disautonomía y disminución del nivel de conciencia. Sin embargo, no hay manifestaciones sistémicas distintas de la disfunción autonómica y este grupo de enfermedades es diferenciable de los trastornos autoinmunes tradicionales como el lupus eritematoso sistémico, que puede afectar el sistema nervioso.

También se separan de este grupo de encefalitis mediadas por anticuerpos varios trastornos, algunos de los cuales son paraneoplásicos, como la degeneración cerebelosa, la neuromielitis óptica y el trastorno del espectro de la persona rígida, que se asocian con anticuerpos contra antígenos de la superficie celular neuronal o glial pero que rara vez se asocian con los síntomas antes mencionados.

Las encefalitis mediadas por anticuerpos ocurren en personas de todas las edades, con algunos tipos que afectan predominantemente a niños y adultos jóvenes. Ciertos síndromes son reconocibles por motivos clínicos, y su causa autoinmune puede establecerse con pruebas de laboratorio. A pesar de la gravedad de los síntomas, el diagnóstico rápido y el tratamiento conduce a una mejoría o recuperación total en la mayoría de los casos.

En encefalitis asociadas con autoanticuerpos se pueden dividir en 2 *grupos:* aquellas que presentan anticuerpos contra antígenos de superficie celular neuronal o contra antígenos intracelulares.

2. FRECUENCIA Y CARACTERÍSTICAS INMUNOLÓGICAS

La incidencia anual estimada de todos los tipos de encefalitis es de aproximadamente 5 a 8 casos por 100.000 personas, y en 40 a 50% de los casos, la causa no puede ser establecido. Un estudio prospectivo, multicéntrico y basado en la población sugiere que los trastornos de autoinmunidad son la tercera causa más común de encefalitis, después de las infecciones, generalmente virales, y de la encefalomielitis aguda diseminada, que es típicamente un proceso postinfeccioso.

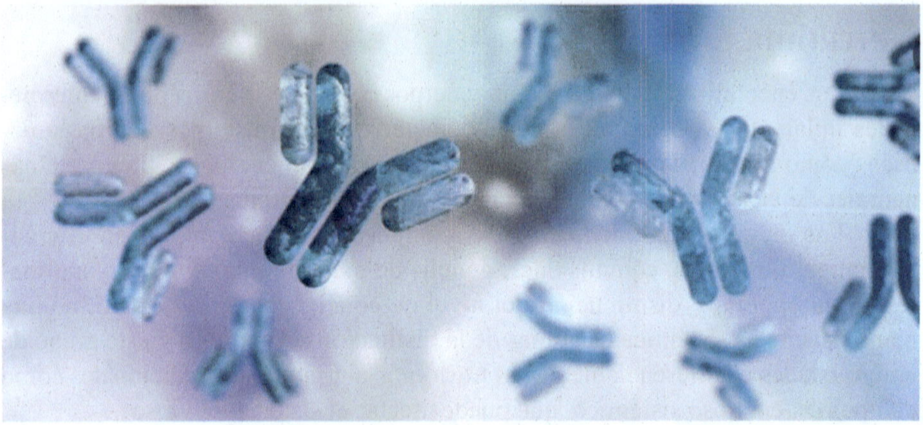

La forma más frecuente de encefalitis mediada por anticuerpos corresponde a la que presenta *anticuerpos contra el receptor N-metil-daspartato* (NMDAR), que superó la frecuencia de cualquier causa viral individual de encefalitis en personas jóvenes, y en un estudio retrospectivo, la encefalitis anti-NMDAR representó el 1% de todas las admisiones de adultos jóvenes a un centro hospitalario de medicina intensiva. Un estudio holandés retrospectivo mostró que la encefalitis caracterizada por anticuerpos contra el glioma inactivado 1 rico en leucina (LGI1) fue el segundo más frecuente con una incidencia de 0,83 casos por 1 millón personas.

3. DIAGNÓSTICO

El diagnóstico temprano de encefalitis autoinmune mediado por anticuerpos puede ser difícil debido al amplio espectro de manifestaciones de la enfermedad.

La presentación clínica normalmente no se limita a un síndrome bien definido. Sin embargo, hay algunas banderas rojas que indican fuertemente la asociación con esta entidad. Estos incluyen signos comunes y síntomas, como alteración del nivel de conciencia, discinesia, convulsiones, distonías faciobraquiales, disfunción autonómica, signos neurológicos focales, afasia/disartria, hiponatremia, cefalea, catatonia o sospecha de síndrome neuroléptico maligno.

Es importante identificar de forma adicional la presencia de otros trastornos autoinmunes en la historia del paciente (como enfermedad tiroidea, diabetes, vitíligo o enfermedad inflamatoria intestinal) ya que sugieren una mayor susceptibilidad a la autoinmunidad y debería impulsar la realización de la prueba de anticuerpos incluso en caso ausencia de alteraciones en RM, EEG o LCR.

La RM es una parte central del estudio estándar en el estudio de las encefalitis autoinmunes, a pesar de que las imágenes no solo pueden mostrar cambios en las primeras etapas de la enfermedad. por ejemplo, en encefalitis NMDAR, la RM es normal en más del 50% de los pacientes a pesar de los síntomas clínicos

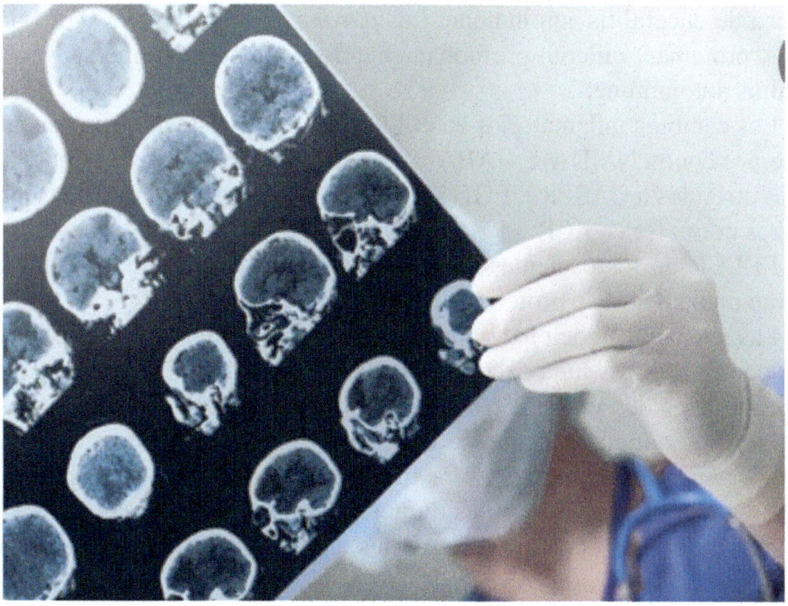

graves. Del mismo modo, al comienzo de los síntomas clínicos en la degeneración cerebelosa paraneoplásica, las imágenes podrían ser normales y la atrofia cerebelosa solo es visible más tarde en el curso de la enfermedad. Por otro lado, el aumento de la señal en imágenes potenciadas en T2/FLAIR en el lóbulo temporal medial permite el diagnóstico de encefalitis límbica definida en el contexto clínico apropiado.

La RM en pacientes con encefalitis GABA-R es casi siempre anormal con hiperintensidades multifocales difusas cortical y subcortical en secuencias T2/FLAIR. La gravedad de la morfología en RM puede corresponder con un peor pronóstico, por ejemplo, en casos de encefalitis LGI1 la atrofia hipocampal bilateral indica mal resultado con déficits cognitivos persistentes. Además, la atrofia puede progresar durante el seguimiento, incluso si en las imágenes previas no eran destacables.

La electroencefalografía EEG también es muy útil, aunque rara vez es específico, el EEG está alterado en la mayoría de los pacientes y, a menudo, muestra un enlentecimiento generalizado o ayuda a detectar convulsiones subclínicas o estado epiléptico no convulsivo. En pacientes con encefalitis NMDAR, la aparición de un *cepillo delta extremo* es un hallazgo raro pero específico que puede conducir al diagnóstico.

Siempre se recomienda el análisis del LCR en el estudio de pacientes con sospecha de encefalitis autoinmune. Los *parámetros básicos del LCR* (glóbulos blancos, proteínas) difieren profundamente dependiendo del tipo subyacente de encefalitis autoinmune:

Los cambios inflamatorios en el LCR se ven típicamente en pacientes con anticuerpos contra NMDAR, GABAbR, AMPAR o DPPX, mientras que los anticuerpos dirigidos a CASPR2, LGI1, GABAaR o glicina-R se pueden asociar con hallazgos normales en LCR.

El LCR de los pacientes con anticuerpos positivos IgLON5 típicamente muestran un aumento de proteínas.

Las bandas oligoclonales ocurren principalmente con anticuerpos asociados con pleocitosis, una excepción es la encefalitis GAD, donde se detectan bandas oligoclonales sin otros hallazgos típicos en el LCR.

Para los anticuerpos que se encuentran predominantemente en el LCR (como los anticuerpos NMDAR), los títulos no son solo relevantes para el diagnóstico, ya que también son útiles durante el seguimiento. En 14 a 20% de los pacientes con encefalitis anti-NMDAR los anticuerpos están presentes en LCR exclusivamente.

A diferencia de los niveles séricos de la mayoría de los anticuerpos no se correlacionan bien con el curso clínico y pronóstico. Para algunos de ellos, los títulos de anticuerpos deben alcanzar ciertos niveles para apoyar el diagnóstico. Por ejemplo, anticuerpos séricos Caspr2 < 1:320 o anticuerpos GAD < 2000 U/ml en su mayoría no son suficientes para confirmar el diagnóstico de encefalitis autoinmune.

En todo paciente con antecedentes sospechosos de encefalitis autoinmune, debe ser analizado un panel de autoanticuerpos incluso si la RM, EEG y parámetros básicos del LCR son normales.

En sospecha de encefalitis autoinmune siempre se recomienda analizar tanto el suero como el LCR para no pasar por alto las condiciones tratables. Algunos médicos prueban el suero primero y posteriormente se ampliar el diagnóstico al LCR si los resultados son negativos, sin embargo, esto normalmente retrasará el diagnóstico.

Los paneles comunes de autoanticuerpos de superficie neuronal incluyen la detección de IgG contra NMDAR, Caspr2, LGI1, GABAbR, AMPAR, seguido de GABAaR, mGluR5, Gly-R e IgLON5.

Si la presentación clínica coincide con un síndrome paraneoplásico clásico o si se sospecha neoplasia subyacente, es obligatorio la realización de un análisis de anticuerpos onconeurales. En dicho panel diagnóstico se recomienda que incluyen lo siguientes anticuerpos: Hu, Ri, Yo, Ma, CV2 y anfifisina. Los anticuerpos no onconeurales dirigidos a antígenos de superficie neuronal como GABAbR, AMPAR, mGluR5 y NMDAR también pueden mostrar una alta asociación con el cáncer.

En el caso de los *síndromes paraneoplásicos*, los síntomas neurológicos a menudo se manifiestan semanas o meses antes del reconocimiento del tumor. La probabilidad de un tumor es > 95% cuando los pacientes presentan con un síndrome paraneoplásico clásico y un anticuerpo onconeural bien caracterizado. El anticuerpo en sí mismo puede dar una pista sobre el tumor subyacente, por ejemplo, el anticuerpo Yo se encuentra en pacientes con degeneración cerebelosa y se asocian característicamente con cáncer de ovario

Las imágenes estándar en la búsqueda de tumores incluyen TAC de cuerpo completo con contraste, así como RM y ecografía. Si los resultados son negativos, se debe realizar una FDG-PET de cuerpo entero. Al principio, los tumores pueden ser demasiado pequeños para ser encontrados, pero como su detección es esencial al proporcionar la terapia adecuada, las imágenes deben repetirse cada 6 meses durante un mínimo de tres años.

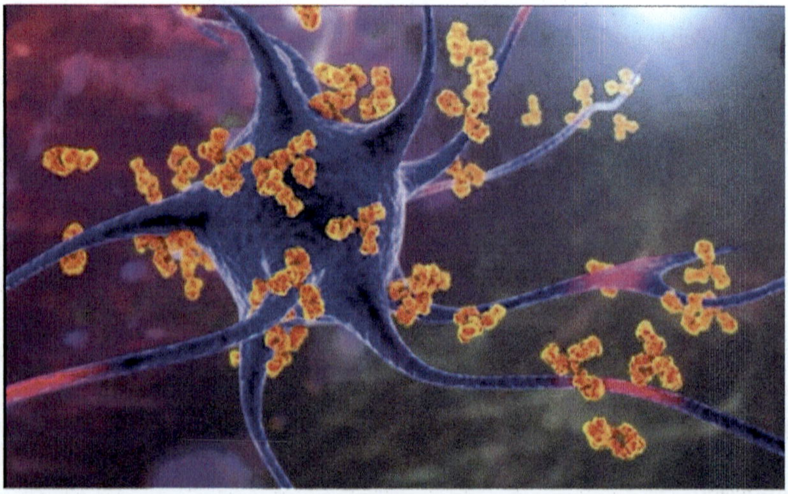

El *diagnóstico de encefalitis autoinmune definida* se puede hacer con la confirmación de un anticuerpo específico que está en relación con el síndrome clínico que presente el paciente.

Los ejemplos incluyen la presencia de anticuerpos NMDAR en LCR en una mujer joven con psicosis esquizofreniforme, ataques epilépticos e hipoventilación, la presencia de anticuerpos GABAaR en un hombre de mediana edad con epilepsia de inicio reciente que progresa a estado epiléptico, o la detección de anticuerpos LGI1 en un adulto mayor con amnesia, hiponatremia y marcados cambios de comportamiento. Se recomienda la administración inmediata de inmunoterapia en prácticamente todos los casos de encefalitis autoinmune definida.

Se propone el diagnóstico de *probable encefalitis autoinmune* también en aquellas constelaciones clínicas que son apoyadas por el hallazgo de un nuevo autoanticuerpo de superficie neuronal en un test de laboratorio, usando inmunohistoquímica en secciones de cerebro o tinción de neuronas vivas. Generalmente se recomienda el análisis de LCR (± suero) de casos sobre una base de investigación si los ensayos de anticuerpos comerciales muestran resultados negativos.

Lo importante es que el tratamiento debe ser iniciado de forma similar a la encefalitis autoinmune definitiva y no debe ser retrasado por una búsqueda extendida de anticuerpos.

El *diagnóstico de encefalitis autoinmune con anticuerpos negativos* se puede hacer en ausencia de un anticuerpo antineuronal si los hallazgos de la presentación clínica, la RM o el LCR sugieren fuertemente una etiología autoinmune y después de la exclusión de diagnósticos diferenciales.

Diagnóstico de *síndrome paraneoplásico definitivo* según Graus y colaboradores se puede hacer en constelaciones clínicas de encefalitis autoinmune donde el síndrome paraneoplásico clásico y el cáncer se desarrollan dentro de los cinco años del diagnóstico del síndrome neurológico que se asocia con anticuerpos onconeurales bien caracterizados (anti-Hu, Yo, CV2, Ri, Ma2 o anfifisina), incluso en ausencia de cáncer.

4. TRATAMIENTO

En la naturaleza de la encefalitis autoinmune, la disfunción cerebral con frecuencia conduce a síntomas psiquiátricos con el rechazo del paciente del consentimiento para el diagnóstico y tratamiento inmediato, comparable a la encefalitis infecciosa. Esto es particularmente importante para la práctica clínica debido a que tratamiento retardado resultará en un daño irreversible y que a menudo conduce a la incertidumbre sobre la voluntad expresa del paciente en la práctica clínica.

El tratamiento depende del síndrome clínico y del anticuerpo subyacente. En pacientes con encefalitis autoinmune causado por anticuerpos contra antígenos de superficie neuronal, la inmunoterapia suele tener más éxito que en pacientes con anticuerpos dirigidos a proteínas intracelulares.

Los estudios sobre diferentes tratamientos en pacientes con encefalitis autoinmune son escasos y se centran en las formas más comunes como la encefalitis por NMDAR. Aunque iniciar la terapia de forma temprana es crítico, se puede ver en algunos pacientes una recuperación marcada en aquellos donde la terapia se inicia meses después del inicio de la enfermedad.

La terapia de primera línea en la encefalitis mediada por anticuerpos comprende la metilprednisolona intravenosa en dosis altas (1000 mg/día i.v. durante 5 días), plasmaféresis terapéutica (al menos 5 veces en días alternos, en casos con anticuerpos predominantes en LCR por lo general se necesitan 7-10 sesiones de tratamiento) o con inmunoglobulinas vía intravenosa (2 g/kg de peso corporal durante 3-5 días).

Si no se observa ningún efecto del tratamiento después de dos semanas, debe iniciarse sin demora el tratamiento de segunda línea. El anticuerpo anti-CD20 rituximab se usa con frecuencia (a dosis de 1000 mg, con las dos primeras administraciones el día 1 y el día 15 seguidos de intervalos de 6 meses). Por su buena tolerancia y eficacia, muchos centros utilizan rituximab como tera-

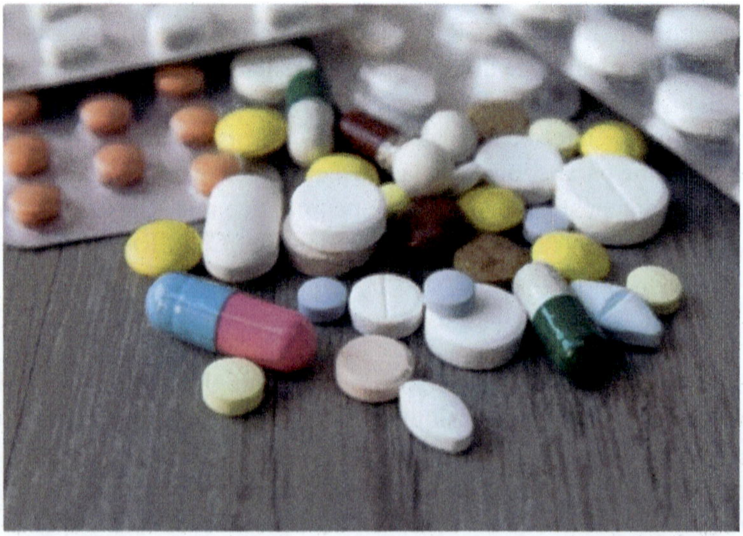

pia de primera línea en pacientes con encefalitis autoinmune con autoanticuerpos de superficie.

Los esteroides pueden ser suficientes en pacientes con anticuerpos LGI1, pero claramente no lo serán en pacientes con encefalitis NMDAR quienes debe recibir rituximab también para prevenir recaídas. Si los títulos elevados de anticuerpos persisten paralelamente a los síntomas clínicos, se debe considerar la plasmaféresis repetida.

La encefalitis mediada por anticuerpos puede ser monofásica, es decir, que los tratamientos de mantenimiento a menudo se pueden suspender después de 1 a 3 años.

Todavía faltan estudios comparativos de la respectiva opción terapéutica pero, en cualquier caso, el inicio temprano de la inmunoterapia es crucial no sólo con respecto a la fase aguda de la enfermedad, sino también en el resultado a largo plazo. Como se muestra en pacientes con encefalitis NMDAR, el resultado a largo plazo puede verse afectado por la persistencia de déficits cognitivos y podría combinarse con rituximab.

Se han utilizado otros tratamientos con éxito variable, incluyendo micofenolato mofetilo, metotrexato o azatioprina. Existen nuevos datos prometedores que sugieren que tratamiento inhibidor del proteasoma bortezomib podría ser una opción valiosa en pacientes con encefalitis mediada por anticuerpos de superficie. Dada la continua expansión de las inmunoterapias en estas indicaciones (por ejemplo, daratumumab, tocilizumab o trasplante autólogo de células madre) y el derecho de todos los pacientes para recibir potencialmente tales tratamientos, generalmente se recomienda acudir a un centro especializado después de la confirmación del diagnóstico.

En casos de encefalitis de causa paraneoplásica con anticuerpos dirigidos a proteínas intracelulares, rituximab, inmunoglobulinas intravenosas y la aféresis terapéutica a menudo tienen poco efecto como los anticuerpos no son directamente patogénicos, sino neuronales el daño es causado por las células T citotóxicas.

En los casos de síndrome preneoplásico, el inicio del tratamiento a menudo está retrasado y el daño sustancial irreversible de las células neuronales ya ha ocurrido en el momento de presentación. Si el daño celular está progresando visiblemente en las pruebas de neuroimagen después de 3 a 6 meses a pesar de la inmunoterapia avanzada, se recomienda suspender el tratamiento en estos pacientes.

La evidencia de un tumor requiere, si es posible, una pronta eliminación completa para retirar el autoantígeno que se produce ectópicamente en las células tumorales y probablemente desencadena la producción de autoanticuerpos. Sin embargo, el daño neuronal a menudo progresará.

La *terapia sintomática* depende de la forma de presentación: la terapia antiepiléptica se requiere con frecuencia dado que la encefalitis autoinmune comúnmente conduce a ataques epilépticos. Los fármacos antiepilépticos deben reducirse después de la fase encefálica dado que las convulsiones mediadas por anticuerpos de superficie son principalmente agudas-sintomáticas.

Los síntomas psicóticos a menudo requieren tratamiento transitorio con fármacos antipsicóticos, que también podrían reducirse después de la fase inicial de la enfermedad.

Los pacientes con estado epiléptico, síntomas autonómicos o anormalidades severas del comportamiento, normalmente requieren una atención y tratamiento en la unidad de cuidados intensivos, incluyendo medidas como la sedación y ventilación mecánica. Tanto la fisioterapia como la logopedia pueden ayudar aún más a mejorar el resultado clínico.

5. SÍNDROMES CLÍNICOS

Encefalitis autoinmune con anticuerpos contra antígenos de la superficie celular.

Antígeno diana	Síndrome clínico	Otras asociaciones	Respuesta a inmunoterapia
Receptor NMDA	Síntomas psiquiátricos, epilepsia, fallos de memoria, bajo nivel de conciencia, discinesias, disautonomía.	Adultos jóvenes, adolescentes y niños con asociación a teratoma ovárico.	Recuperación en 80% de los casos con mejoría de forma lenta y continua durante unos 18 meses.
Receptor GABAb	Encefalitis límbica con crisis predominantes.	Edad media 62 años. Asociación con cáncer 50% los casos (CPCP o tumores neuroendocrinos). Frecuentemente coexisten autoinmunidades.	La recuperación depende del control tumoral causante.
Receptor AMPA	Encefalitis límbica con síntomas psiquiátricos predominantes.	Mujeres de edad media. Asociados a cáncer en 70% (mama, timoma, pulmón)	Respuesta a tratamiento en 70% pero brotes frecuentes sin recurrencia del tumor que pueden acumular discapacidad.
LGI1	Encefalitis límbica. Hiponatremia en 60%. Menos frecuente trastorno conducta en sueño REM. En 30-40% de los pacientes las crisis distónicas faciobraquiales preceden la encefalitis límbica.		Recuperación en 80%. Frecuentes déficits cognitivos residuales.
CASPR2	Síndrome Morvan, encefalitis límbica, dolor neuropático, hiperexcitabilidad nerviosa periférica.	Frecuentes trastornos de autoinmunidad coexistentes.	Recuperación 70%
Receptor GABAa	Progresión rápida a encefalopatía severa con crisis refractarias.	Lesiones extensas en RM cerebral cortico-subcorticales en T2/FLAIR. Coexistencia de trastornos de autoinmunidad.	50% con buena respuesta a inmunoterapia pero elevadas tasas de muerte por complicaciones durante el estatus epiléptico.
DPPX	Agitación, alucinaciones, temblor, moclonias, crisis epilépticas, síndrome PERM, signos cerebelosos. Los síntomas se preceden de diarrea.	Curso prolongado y brotes cuando se reduce la inmunoterapia.	Respuesta parcial pero significativa.

Antígeno diana	Síndrome clínico	Otras asociaciones	Respuesta a inmunoterapia
mGluR5	Encefalitis. Síndrome inespecífico.	Linfoma de Hodgkin o sin asociación tumoral.	Recuperación completa
mGluR1	Ataxia cerebelosa	No asociación tumoral	Pueden responder a inmunoterapia
Receptor D2	Encefalitis de ganglios basales infrecuente y corea de Sydenham	No asociación tumoral	Recuperación completa
Neurexina 3a	Encefalopatía con crisis epilépticas	No asociación tumoral	Respuesta parcial
IgLON5	Encefalopatía con parasomnia en sueño REM y no-REM, EPOC, apnea. Estridor respiratorio precede a ataxia de la marcha, corea y deterioro cognitivo	Crónico y lentamente progresivo	La mayoría no responde a inmunoterapia con aumento de muerte súbita durante el sueño.

5.1. Encefalitis anti-NMDAR

La encefalitis anti-NMDAR es la encefalitis de causa autoinmune más comúnmente reconocida y ha sido el foco principal de estudios experimentales. Los pacientes por lo general se presentan con problemas psiquiátricos prominentes, convulsiones, déficits de memoria y posteriormente desarrollan trastornos del movimiento (clásicamente coreoatetosis pero también catatonia), inestabilidad autonómica y disminución del nivel de conciencia.

Los anticuerpos séricos son inmunoglobulina G (IgG), principalmente IgG1, y se presentan con niveles relativamente altos en el líquido cefalorraquídeo y en suero, indicando la síntesis intratecal de NMDAR por células plasmáticas.

Mecanismos

El NMDAR es un subtipo de receptor de glutamato compuesto por dos GluN1 y dos GluN2/3 (también llamado NR1, NR2 y NR3, respectivamente) son subunidades que forman un canal iónico central. Se han descrito inicialmente como anticuerpos contra NR2A o NR2B, pero posteriormente se demostró que los anticuerpos del paciente reaccionaban contra la subunidad NR1 y, cuando se aplica a 37 °C durante horas o días, disminuyó la expresión de NMDAR en

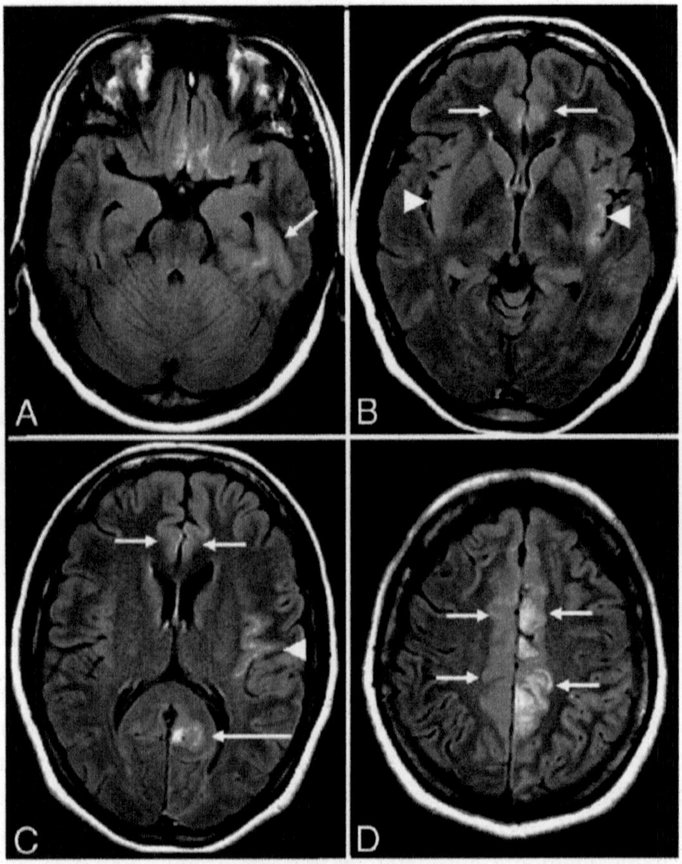

Encefalitis anti-receptor de N-metil D-aspartato. Mujer de 32 años que presentó dolores de cabeza, vértigo y psicosis con desarrollo posterior de encefalopatía y convulsiones. La resonancia magnética del cerebro realizada después del inicio de las convulsiones 2 semanas después la presentación inicial demuestra hiperintensidad T2-FLAIR en el lóbulo temporal inferior izquierdo (imagen A), corteza insular izquierda y derecha (imágenes B y C), y giro cingulado izquierdo y derecho (B-D), sin restricción en la difusión.

las dendritas de las neuronas. La reducción de la expresión de NMDAR estuvo mediada por los anticuerpos IgG que entrecruzan los NMDAR adyacentes dando como resultado su internalización.

En otro estudio, usando imágenes de nanopartículas individuales de alta resolución, los anticuerpos alteraron el tráfico de NMDAR, dispersando NMDAR de la sinapsis por bloqueo de la interacción entre los dominios extracelulares de

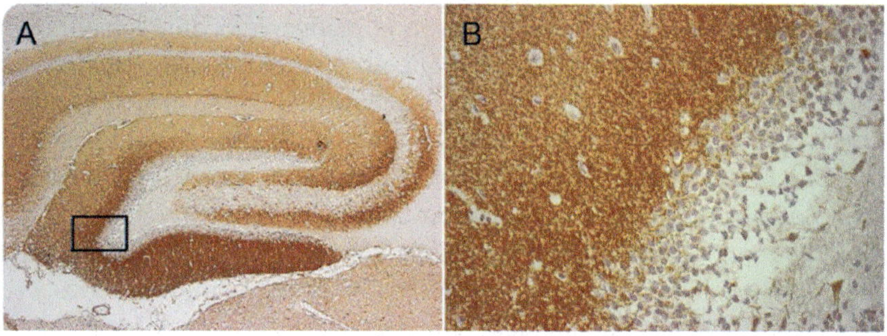

Sección de hipocampo de rata con inmunotinción de autoanticuerpo contra un receptor NMDA sináptico (NMDAR) de un paciente con encefalitis anti-NMDAR.

las subunidades GluN1/2 y receptores de efrina-B2 (EPHB2R). En ese estudio, la internalización parecía ocurrir solo en la localización extrasináptica. En conjunto, estos cambios reducen las corrientes NMDAR sinápticas y perjudican la potenciación a largo plazo explicando algunos de los síntomas cognitivos observados en los pacientes.

Sin embargo, para establecer la patogenicidad los experimentos in vivo son esenciales. Se realizaron estudios con ratones que recibieron una infusión bilateral continua en los ventrículos laterales, durante 14 días, con anticuerpos NMDAR en LCR; los animales mostraron algunos déficits de memoria, anhedonia y comportamientos depresivos asociados con la deposición de IgG y grupos reducidos de NMDAR en el neuropilo del hipocampo. Tanto el depósito de IgG como los cambios de comportamiento se revirtieron a los pocos días de suspender la infusión. Sin embargo, no se observaron convulsiones ni trastornos del movimiento.

Un enfoque diferente usó una única inyección intraventricular de IgG purificada de individuos con anticuerpos NMDAR. Esto no causó convulsiones directamente, pero la inyección intraperitoneal del quimioconvulsivo pentilentetrazol (PTZ), demostró convulsiones de forma más frecuente y más grave en los ratones inyectados con NMDAR-IgG en comparación con otros animales de control sanos inyectados con IgG.

De manera convincente, las puntuaciones de convulsiones se correlacionaron con la intensidad de IgG unida al hipocampo; pero curiosamente, no hubo una pérdida aparente de NMDAR de superficie en general, lo que aumentó la posibilidad de que algunos anticuerpos puedan inhibir directamente NMDAR sin conducir a la internalización de NMDAR.

Estos dos modelos animales apoyan la patogenicidad de los anticuerpos, que los estudios post mortem sugieren que no involucran daño mediado por el complemento, lo que explica por qué los pacientes a menudo mejoran sustancialmente después de las inmunoterapias. Sin embargo, estudios adicionales muestran que muchos pacientes tienen déficits cognitivos y resonancia magnética cerebral con daño estructural del hipocampo correlacionado con la duración de la enfermedad y un tratamiento tardío o insuficiente. Esto sugiere que, mientras que la forma aguda los efectos de los anticuerpos NMDAR son funcionales y reversibles, su persistencia puede impactar en la función neuronal de una manera que no se conoce de forma completa.

Una posibilidad es que los cambios a largo plazo estén relacionados con la acumulación de mediadores excitadores como el glutamato dentro de las regiones sinápticas. De hecho, las inyecciones de LCR de los pacientes y las IgG purificadas dieron como resultado un aumento agudo tanto en los niveles de glutamato y en la excitabilidad de la corteza motora en un modelo de rata. En modelos inducidos por fármacos, con antagonistas NMDAR, los niveles de glutamato también aumentan y pueden causar tanto efectos reversibles como irreversibles dependiendo de la dosis y de la duración.

5.2. Encefalitis contra el receptor GABA B

La encefalitis del receptor B del ácido anti-gamma-aminobutírico (GABA B R) afecta de manera similar a hombres y mujeres y más de la mitad tiene un tumor asociado, casi siempre un SCLC. Cuando el trastorno está relacionado con el cáncer, el inicio de la encefalitis suele preceder al diagnóstico de cáncer. La mediana de edad de los pacientes en un estudio fue de 62 años, siendo los pacientes mayores más propensos a tener cáncer.

Las características de presentación son casi siempre las de la encefalitis límbica típica con pérdida de memoria, confusión y convulsiones prominentes. Se han informado casos raros que se presentan con ataxia u opsoclono-mioclono, pero en estos casos el síndrome progresa hasta incluir encefalitis límbica. La mayoría de las convulsiones parecen tener un inicio en el lóbulo temporal con generalización secundaria, mientras que algunos pacientes tienen estado epiléptico o convulsiones subclínicas demostradas en el EEG.

La resonancia magnética del cerebro es anormal en casi dos tercios de los pacientes, mostrando una señal FLAIR/T2 del lóbulo temporal medial unilateral o bilateral, lo que es compatible con la encefalitis límbica. Como en otras encefalitis autoinmunes, el LCR puede mostrar pleocitosis linfocítica.

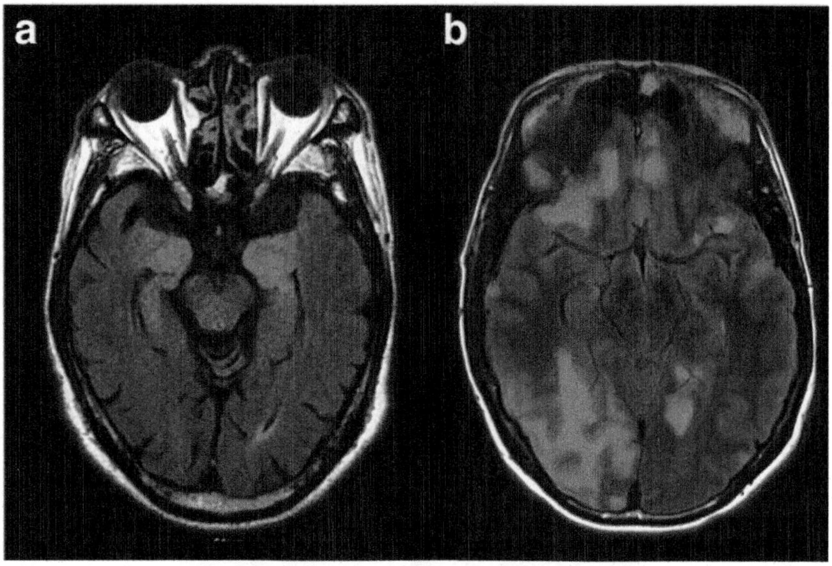

Resonancia magnética cerebral: Anomalías FLAIR en hipocampo bilateral típicas observadas en un paciente con encefalitis límbica anti-GABA B (imagen A) y lesiones de resonancia magnética multifocales características en un paciente con encefalitis anti-GABA A (imagen B).

Además de la presencia de anticuerpos GABA B R, estos pacientes pueden tener otros autoanticuerpos (p. ej., TPO, ANA, GAD65) que reflejan una tendencia a la autoinmunidad o la presencia de un cáncer subyacente (p. ej., Sox1, anfifisina y/o anticuerpos Ri). A diferencia de los anticuerpos NMDAR, los anticuerpos GABA B R del paciente actúan como antagonistas selectivos de GABA B R sin causar la internalización del receptor.

Los pacientes que reciben inmunoterapia junto con el control del tumor a menudo tienen recuperaciones completas o sustanciales, incluidos los casos en que el tratamiento se retrasa varios meses. Un niño de 3 años previamente sano desarrolló anticuerpos GABA B R y GABA A R con opsoclono, ataxia de extremidades y tronco y convulsiones; murió a consecuencia de una sepsis mientras recibía cuidados intensivos.

5.3. Encefalitis del receptor AMPA

La encefalitis del receptor del ácido anti-alfa-amino-3-hidroxi-5-metil-4-isoxazolpropiónico (AMPAR) afecta predominantemente a mujeres de mediana edad (edad media 62 años). Un poco más de la mitad de los pacientes

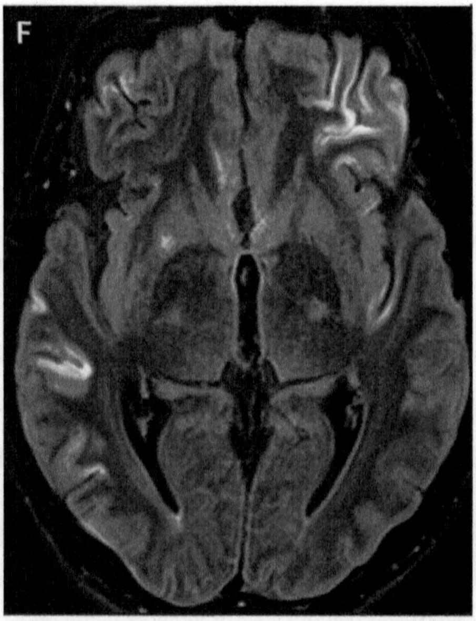

Paciente joven con encefalitis severa y convulsiones refractarias que requirieron coma inducido farmacológicamente. Los estudios mostraron un timoma gigante, anticuerpos contra el receptor de ácido α-amino-3-hidroxi-5-metil-4-isoxazolpropiónico (AMPAR) y los hallazgos de resonancia magnética (imagen) que sugerían un daño cortical generalizado y un mal pronóstico. Sin embargo, la extirpación del tumor y la inmunoterapia dieron como resultado una recuperación clínica completa.

presentan síntomas subagudos (< 8 semanas) de encefalitis límbica que incluyen confusión, desorientación y pérdida de memoria.

Otros pacientes presentan disfunción límbica en asociación con encefalopatía multifocal o difusa. También se han informado presentaciones inusuales (psicosis, disfunción motora). Se han informado convulsiones en menos de la mitad de los casos. Alrededor del 60 % de los pacientes tienen un tumor subyacente, con mayor frecuencia en pulmón, mama o timo. Los anticuerpos se dirigen a las subunidades GluA1/2 de AMPAR. La unión de los anticuerpos del paciente al AMPAR da como resultado la internalización del receptor; los cambios compensatorios incluyen la inserción de homómeros GluA1 en las sinapsis, lo que aumenta la excitabilidad sináptica.

La RM del cerebro generalmente muestra una señal FLAIR anormal que involucra los lóbulos temporales mediales, rara vez con cambios de señal transitorios en otras áreas. El LCR a menudo revela pleocitosis linfocítica. En una serie informada, la mitad de los pacientes tenían antecedentes o hallazgos concurrentes de autoinmunidad sistémica, como diabetes insulinodependiente con anticuerpos contra la descarboxilasa del ácido glutámico (GAD), hipotiroidismo o síndrome de Raynaud. Al igual que en la encefalitis GABA B R, la presencia de respuestas inmunitarias paraneoplásicas adicionales relacionadas con mecanismos de células T citotóxicas se asocia con un peor resultado.

5.4. Síndromes relacionados con LGI1

Los autoanticuerpos contra LGI1 son los autoanticuerpos más comúnmente presentados en pacientes con encefalitis límbica. Las convulsiones del lóbulo temporal son comunes en la presentación, así como la amnesia retrógrada y anterógrada que pueden ser graves.

Existe un tipo específico de epilepsia, caracterizado por contracciones de la cara, el brazo y, a veces, contracciones de pierna homolaterales, conocida como *convulsiones distónicas faciobraquiales* (FBDS), que ha sido descrito a menudo precediendo a la encefalitis límbica y respondiendo muy bien a los corticoides.

En estos pacientes en los que estas convulsiones son el primer signo de aparición en LGI1, el inicio del tratamiento puede prevenir una futura afectación cognitiva. Una vez que los pacientes han desarrollado encefalitis límbica, sin

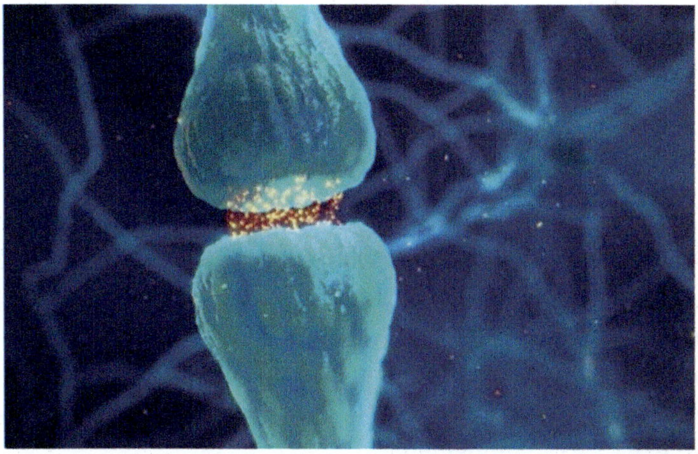

Una vez ligado a ADAM22, la LGI1 regula las corrientes sinápticas mediadas por el receptor AMPA en el hipocampo. Aunque los detalles no están claros, parece que LGI1, a través de una proteína reguladora citoplasmática, Kvβ, previene selectivamente la inactivación de la VGKC Kv1.1 presináptica, siendo por tanto la responsable de la hiperexcitabilidad neuronal encontrada cuando en los estudios de laboratorio los anticuerpos se aplican a cerebro de roedores.

embargo, la recuperación, aunque es considerable no se logra de forma completa y sólo el 35% de los pacientes vuelven a su función cognitiva basal, muchos de ellos mostrando atrofia del hipocampo en las imágenes de control radiológico.

Curiosamente, las mutaciones LGI1 autosómicas dominantes se han asociado con la epilepsia del lóbulo temporal que se manifiesta a menudo con características auditivas

La LGI1 es una proteína secretada por las neuronas, que se une a las proteínas de membrana ADAM22 y ADAM23, dos proteínas ubicadas postsinápticamente y presinápticamente, respectivamente, y se involucran en la adhesión célula-célula. Así que, a través de estas dos proteínas, la LGI1 forma un puente entre la pre y la postsinapsis neuronal y se cree que juega un papel importante en la maduración sináptica.

Se ha demostrado que los anticuerpos LGI1 interrumpen la interacción de LGI1 con ADAM22, lo que resulta en una reducción reversible de AMPAR sináptica en neuronas hipocampales cultivadas. Esta observación, junto con la buena respuesta a la inmunoterapia, apoya un papel patógeno de los anticuerpos, aunque su patogenicidad aún no ha sido confirmada utilizando modelos animales.

Curiosamente, se han detectado anticuerpos LGI1 en los sueros de gatos con crisis parciales complejas con características orofaciales. El análisis post mortem en estos casos mostró la presencia de depósito de complemento con pérdida neuronal como también se encontró en un número limitado de estudios postmortem en humanos.

El hallazgo de depósito de complemento es sorprendente ya que los anticuerpos LGI1 pertenecen principalmente a la subclase IgG4, que no activa el complemento, pero sugiere que incluso una pequeña proporción de anticuerpos IgG1, 2 o 3 podría estar contribuyendo a la patogenicidad.

5.5. Síndromes relacionados con CASPR2

Características clínicas: El CASPR2 es el otro objetivo principal del complejo proteico de canales VGKC. Los anticuerpos CASPR2 se pueden asociar con problemas cognitivos, pérdida de memoria, alucinaciones, delirios, síntomas cerebelosos y epilepsia, así como con afectación de los nervios periféricos con dolor, neuropatía y neuromiotonia.

La combinación de síntomas nerviosos autónomos, periféricos y centrales definen el *síndrome de Morvan* pero muchos pacientes presentan encefalitis límbica o síntomas más restringidos donde el dolor tipo neuropático es una característica principal.

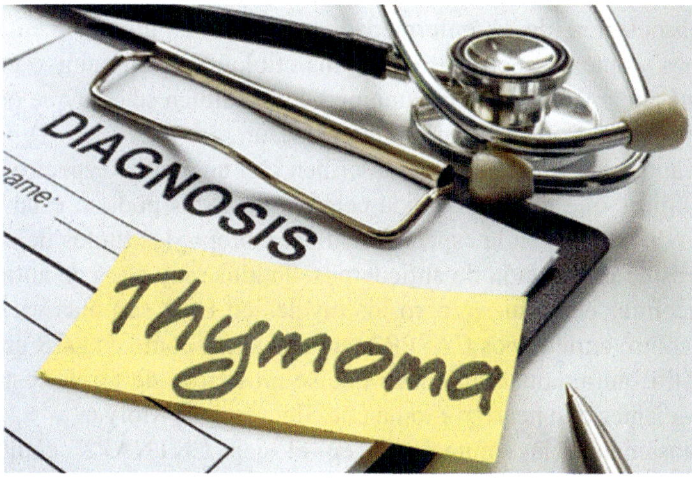

Una vez ligado a ADAM22, la LGI1 regula las corrientes sinápticas mediadas por el receptor AMPA en el hipocampo. Aunque los detalles no están claros, parece que LGI1, a través de una proteína reguladora citoplasmática, Kvβ, previene selectivamente la inactivación de la VGKC Kv1.1 presináptica, siendo por tanto la responsable de la hiperexcitabilidad neuronal encontrada cuando en los estudios de laboratorio los anticuerpos se aplican a cerebro de roedores.

El síndrome de Morvan es una enfermedad autoinmune rara y potencialmente mortal que lleva el nombre del médico francés del siglo XIX, Augustin Marie Morvan que acuñó por primera vez como *La chorée fibrillaire* en 1890 cuando describía a pacientes con contracciones múltiples e irregulares de los músculos largos, calambres, debilidad, prurito, hiperhidrosis, insomnio y delirio. Normalmente se presenta con un inicio lento e insidioso durante meses o años. Aproximadamente el 90% de los casos entran en remisión espontáneamente, mientras que el otro 10% de los casos conduce a la muerte.

En 1890, Morvan describió a un paciente con mioquimia (espasmos musculares) asociada con dolor muscular, sudoración excesiva y trastornos del sueño. Este trastorno poco común se caracteriza por insomnio severo, que equivale a una falta total de sueño (agripnia) durante semanas o meses seguidos, y se asocia con alteraciones autonómicas que consisten en sudoración profusa con miliaria cutánea característica (también conocida como *sudor erupción cutánea*), taquicardia, aumento de la temperatura corporal e hipertensión. Los pacientes muestran un comportamiento alucinatorio notable y alteraciones motoras peculiares, que Morvan informó bajo el término *corea fibrilar*, pero que se describen mejor en términos modernos como *descargas neuromiotónicas*.

La asociación de la enfermedad con timoma, tumores, enfermedades autoinmunes y autoanticuerpos sugiere una etiología autoinmune o paraneoplásica. Además de una etiología inmunomediada, también se cree que ocurre en el envenenamiento por oro, mercurio o manganeso.

Los anticuerpos CASPR2 se describen con un amplio espectro de presentaciones clínicas que incluyen ataxia cerebelosa. Estas podrían estar relacionadas con las diferencias en la especificidad del epítopo, los títulos de anticuerpos y/o los sitios de producción de anticuerpos. Títulos muy altos de anticuerpos se pueden encontrar en el suero, pero los niveles en LCR son más variados y un estudio encontró anticuerpos CASPR2 tanto en suero como en LCR en pacientes con encefalitis autoinmune, mientras que se mostraron de forma restringida en suero en pacientes con neuromiotonia con Síndrome de Morvan.

Curiosamente, las mutaciones en el gen CNTNAP2, codifican para CASPR2, se asocian con epilepsia focal, esquizofrenia y trastornos del espectro autista.

El CASPR2 es una molécula de adhesión celular relacionada con la neurexina expresada en el sistema nervioso central y periférico y los anticuerpos CASPR2 reaccionan tanto con el cerebro como con los tejidos nerviosos periférico. El CASPR2 es esencial para la agrupación Kv1.1 y Kv1.2 en los yuxtaparanodos de los axones mielinizados. Estos canales son importantes para la repolarización del axón nervioso, evitando disparos repetitivos y ayudando a mantener el potencial de reposo internodal.

Para CASPR2, los mecanismos de acción de los autoanticuerpos todavía son en gran parte poco claros. Se conoce que son predominantemente IgG4, aunque a menudo en asociación con IgG1; el mecanismo común más probable de su acción es una interrupción de la interacción de CASPR2 con las moléculas que asocian, en lugar de la internalización y activación del complemento.

En consecuencia, un estudio reciente mostró que los anticuerpos CASPR2 no reducen la expresión de CASPR2 en la superficie del hipocampo de tejido nerviosos cultivado, pero sí reducen la interacción de CASPR2 con contactina-2.

Sin embargo, esto contrasta con un caso patológico informado recientemente que muestra una expresión deCASPR2 reducido en el cerebro y con dos casos patológicos asociados a la presencia de depósito de complemento. Estas discrepancias pueden estar relacionadas con varios factores, incluyendo diferentes proporciones de IgG1 y 4 en diferentes pacientes y las limitaciones intrínsecas de los estudios in vitro, que sólo reproducen parcialmente los mecanismos implicados in vivo.

La forma en que los anticuerpos CASPR2 producen los síntomas del SNC aún se desconoce en gran medida. En estudios recientes, mediante el tratamiento de neuronas cultivadas de ganglios de la raíz dorsal con anticuerpos CASPR2 causó una reducción en la expresión de la superficie del canal Kv1 y la consiguiente hiperexcitabilidad neuronal.

El mismo estudio produjo el primer modelo de transferencia pasiva de anticuerpos CASPR2 por inyecciones intraperitoneales que muestran que estos anticuerpos son capaces de causar hipersensibilidad al dolor mecánico en los ratones expuestos. No se investigaron los efectos sobre el SNC en ese estudio.

Para explorar este aspecto, de manera similar en un estudio, usando lipopolisacárido (LPS) para abrir la barrera hematoencefálica y permitir que el anticuerpo llegue al SNC mostrando que, después de LPS, los anticuerpos CASPR2 pudieron acceder y unirse al parénquima cerebral causando defectos de memoria de trabajo en los animales expuestos junto con cambios neuropatológicos. Otros dos estudios recientes que utilizan un modelo de transferencia materno-fetal señalaron que la descendencia de madres inyectadas con CASPR2 demostró trastornos conductuales y neuropatológicos planteando preguntas interesantes sobre el papel de estos anticuerpos en los trastornos del neurodesarrollo.

5.6. Encefalitis por anticuerpos contra receptor GABA A

La mediana de edad de los pacientes con este síndrome es de 40 años, pero puede presentarse en niños y adolescentes. Los pacientes desarrollan una encefalopatía grave y progresiva que en el 90% de los casos incluye convulsiones refractarias con estado epiléptico frecuente. Otros síntomas incluyen deterioro cognitivo, comportamiento alterado, disminución de la conciencia y trastornos del movimiento.

Más de la mitad de los pacientes tienen anomalías en el LCR, como pleocitosis, aumento de proteínas o bandas oligoclonales. A diferencia de otras encefalitis autoinmunes en las que la RM del cerebro es normal o muestra una afectación predominante del sistema límbico, casi todos los pacientes tienen anomalías extensas en la RM en las imágenes FLAIR/T2 con afectación cortical-subcortical multifocal sin captación de contraste y casi un tercio tiene un tumor asociado (principalmente timoma).

Más de la mitad de los pacientes tienen una respuesta parcial o completa a la inmunoterapia a pesar de la gravedad de la enfermedad y las convulsiones. Las muertes que se han informado se atribuyeron al estado epiléptico o complicaciones como la sepsis.

La mayoría de los pacientes también tienen autoinmunidad coexistente, incluidos anticuerpos contra GAD o peroxidasa tiroidea (TPO), lo que plantea la pregunta de si algunos pacientes con convulsiones graves atribuidas a anticuerpos contra GAD65 pueden tener otros anticuerpos más relevantes para la enfermedad, como anticuerpos GABA R. Los hallazgos pueden también brindan una explicación para algunas encefalitis atribuidas a anticuerpos TPO (erróneamente consideradas encefalitis de Hashimoto). El trastorno puede desencadenarse por encefalitis viral (virus del herpes simple 1 o virus del herpes humano 6), y estos pacientes suelen tener anticuerpos anti-NMDAR coexistentes.

Los pacientes tienen anticuerpos que se dirigen al receptor A del ácido gamma aminobutírico (GABA A R). Estos anticuerpos producen una reubicación del receptor de los sitios sinápticos a los extrasinápticos, lo que lleva a una hiperexcitabilidad neuronal y respalda un papel patógeno.

5.7. Síndromes relacionados con GlyR

Características clínicas

Estos anticuerpos están asociados con la encefalitis progresiva con rigidez y mioclonías (síndrome PERM), una rara afección neurológica caracterizada por rigidez muscular y espasmos dolorosos, disfunción del tronco encefálico, estímulos táctiles y auditivos desencadenan respuestas de sobresalto exageradas y crisis autonómicas. Algunos pacientes presentan un trastorno similar sin síntomas del tronco encefálico denominado *síndrome de la persona rígida.*

Mecanismos

Los receptores de glicina (GlyR) son proteínas pentaméricas pertenecientes a la superfamilia de canales iónicos controlados por ligandos. En condiciones fisiológicas, la activación mediada por glicina del receptor Gly conduce a una entrada de cloruro en las neuronas y da lugar a la hiperpolarización del potencial de membrana con la consiguiente excitación reducida.

La incubación de células que expresan GlyR con IgG derivadas de individuos con anticuerpos GlyR dio como resultado la internalización y la orientación de los receptores. a los lisosomas. Por lo tanto, si una respuesta similar ocurre in vivo, la esperada neurotransmisión glicinérgica reducida puede explicar los síntomas observados en pacientes con PERM.

Estos receptores pueden existir como homómeros de subunidades α1-4 o como heterómeros que consisten en subunidades α y β. Las diferentes subunidades α se expresan diferencialmente en el SNC y la unión de autoanticuerpos contra estas diferentes subunidades podrían explicar el rango de los síntomas de la médula espinal y del tronco encefálico observados en individuos con anticuerpos GlyR. Sin embargo, un estudio reciente mostró que la mayoría de sueros de pacientes positivos para anticuerpos GlyR se unen a heterómeros $\alpha 1\beta$, y ni se encontró ninguna correlación entre diferentes las afinidades de unión de subunidades y el fenotipo clínico.

5.8. Encefalitis neurexina 3α

Este trastorno se describió inicialmente en cinco pacientes (edad mediana 44 años) que presentaron fiebre prodrómica, dolor de cabeza o síntomas gastrointestinales seguidos de la aparición de confusión, convulsiones y disminución del nivel de conciencia. Dos de los pacientes desarrollaron discinesias faciales sugestivas de encefalitis anti-NMDAR (los anticuerpos anti-NMDAR estaban ausentes). La RM fue normal en cuatro pacientes y en uno mostró una anomalía FLAIR en el lóbulo temporal medial. Tres pacientes tuvieron una recuperación parcial después de la inmunoterapia; sin embargo, dos fallecieron; una muerte estuvo relacionada con convulsiones refractarias y edema cerebral y la otra con sepsis. Los estudios en neuronas cultivadas mostraron que los anticuerpos del paciente disminuyen la densidad de grupos de receptores, así como el número de sinapsis.

5.9. Enfermedad anti-IgLON5

Los pacientes con esta enfermedad desarrollan un trastorno del sueño característico antes o simultáneamente con la aparición de síntomas bulbares, alteraciones de la marcha, corea, problemas oculomotores y, con menos frecuencia, deterioro cognitivo. El trastorno del sueño incluye alteraciones del sueño REM y no REM caracterizadas por movimientos y comportamientos anormales que predominan en las primeras horas del sueño. En algunos pacientes, el trastorno es progresivo a lo largo de los años, mientras que en otros pacientes el curso es rápidamente progresivo y puede provocar la muerte a los pocos meses de la aparición de los síntomas. El trastorno responde mal al tratamiento.

La videopolisomnografía demuestra un sueño no REM indiferenciado o etapa N2 no REM mal estructurada, junto con parasomnias REM y disfunción respiratoria durante el sueño, que incluyen apnea obstructiva del sueño y estridor. La RM cerebral, EEG, estudios del LCR y electromiografía suelen ser normales. En los pacientes estudiados, los niveles de hipocretina en LCR eran normales.

Los estudios de autopsia de seis pacientes mostraron pérdida neuronal y gliosis asociada con una tauopatía atípica que afecta principalmente al tegmento del tronco encefálico y el hipotálamo. No hubo patología glial, granulaciones o inclusiones gliales globulares que permitieran clasificar estos casos dentro de alguna de las tauopatías conocidas actualmente.

Todos los pacientes tienen anticuerpos dirigidos contra la molécula de adhesión celular tipo inmunoglobulina 5 (IgLON5), un miembro de la familia IgLON, que forma parte de la superfamilia de inmunoglobulinas de moléculas de adhesión celular. Los anticuerpos son predominantemente de la subclase IgG4 y existe una fuerte asociación con el alelo HLA-DRB1. Las proteínas IgLON parecen desempeñar un papel en la búsqueda de rutas neuronales y la formación sináptica, aunque se desconoce la función exacta de IgLON5.

BIBLIOGRAFÍA

- Dalmau J. NMDA receptor encephalitis and other antibody-mediated disorders of the synapse: The 2016 Cotzias Lecture. Neurology. 2016 Dec 6;87(23):2471-2482.
- Giannoccaro MP, Crisp SJ, Vincent A. Antibody-mediated central nervous system diseases. Brain Neurosci Adv. 2018 Dec 10;2:1-10.
- Dalmau J, Graus F. Antibody-Mediated Encephalitis. N Engl J Med. 2018 Mar 1;378(9):840-851.
- Zuliani L, Nosadini M, Gastaldi M, Spatola M, Iorio R, Zoccarato M, Mariotto S, De Gaspari P, Perini F, Ferrari S, Evoli A, Sartori S, Franciotta D, Giometto B. Management of antibody-mediated autoimmune encephalitis in adults and children: literature review and consensus-based practical recommendations. Neurol Sci. 2019 Oct;40(10):2017-2030.
- Kelley BP, Patel SC, Marin HL, Corrigan JJ, Mitsias PD, Griffith B. Autoimmune Encephalitis: Pathophysiology and Imaging Review of an Overlooked Diagnosis. AJNR Am J Neuroradiol. 2017 Jun; 38(6):1070-1078.
- Rössling R, Prüss H. SOP: antibody-associated autoimmune encephalitis. Neurol Res Pract. 2020 Jan 15;2:1.
- Gresa-Arribas N., Planaguma J., Petit-Pedrol M., et. al.: Human neurexin-3alpha antibodies associate with encephalitis and alter synapse development. Neurology 2016; 86: 2235-2242.
- Sabater L., Planaguma J., Dalmau J., Graus F.: Cellular investigations with human antibodies associated with the anti-IgLON5 syndrome. Journal of Neuroinflammation 2016; 13: 226.

3. MIASTENIA GRAVIS

1. INTRODUCCIÓN

Los síndromes miasténicos se deben a defectos de transmisión a nivel de la unión neuromuscular. Los síndromes miasténicos en niños tienen tres formas distintas con *mecanismos* fisiopatológicamente diferentes:

- Los síndromes miasténicos congénitos son un grupo de trastornos genéticos que conducen a la debilidad muscular a través de estructuras o anomalías funcionales de las proteínas implicadas en la transmisión neuromuscular en sí mismo.
- La transferencia transplacentaria de anticuerpos maternos de una madre miasténica causa miastenia neonatal transitoria en lactantes.
- La miastenia gravis juvenil es un trastorno autoinmune que conduce a la disfunción de los receptores de acetilcolina.

Todas las formas de miastenia conducen a fatiga muscular y debilidad de diversos grados. Las fluctuaciones en la debilidad son un sello distintivo de esta enfermedad. Si la debilidad afecta a la musculatura involucrada en la respiración, estas enfermedades pueden ser potencialmente mortales.

En la transmisión sináptica normal en la unión neuromuscular, el axón es despolarizado, y esta despolarización viaja a la terminal del axón donde los canales de calcio controlado por voltaje se abren, lo que lleva a que las vesículas que contienen acetilcolina se fusionen con la membrana celular.

Luego, la acetilcolina se libera de las vesículas sinápticas hacia la hendidura sináptica de la terminal del axón. La acetilcolina viaja a través de la hendidura sináptica para los sitios del receptor de acetilcolina donde la unión hace que

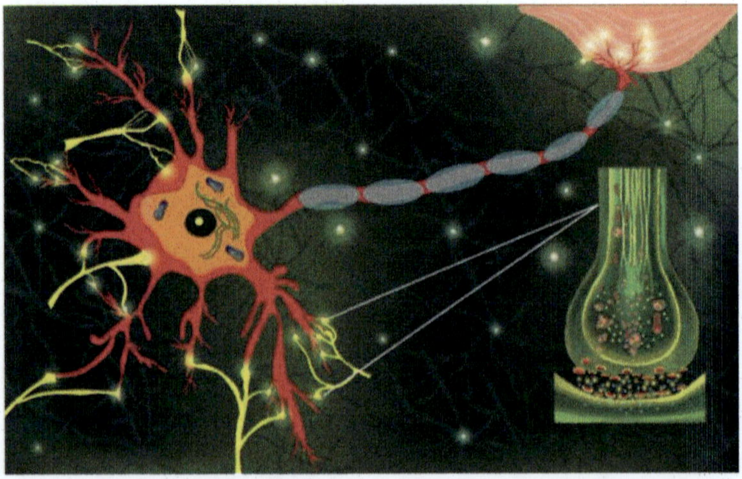

se abran los canales de sodio, despolarizando la placa terminal motora de la fibra muscular.

La acetilcolinesterasa degrada la acetilcolina, y los canales de sodio se cierran, lo que permite la repolarización de la fibra muscular.

Ha habido estimaciones variables de la incidencia de miastenia grave en la población general en la literatura que van desde 1,7-30,0 casos por millón de personas/años, con una prevalencia de 77,7 casos por millón de personas. Muchos estudios también han publicado estimaciones de la incidencia y la prevalencia de la miastenia gravis juvenil (JMG). Un meta-análisis de la literatura sobre este tema concluyó que la incidencia de JMG es aproximadamente entre 1,0 y 5,0 casos por millón de personas/años.

Se encontró que los pacientes pediátricos constituyen aproximadamente el 10-15% de todos pacientes con miastenia gravis autoinmune en un estudio de prevalencia en Virginia. Entre poblaciones asiáticas parece haber una mayor prevalencia de JMG en comparación con poblaciones caucásicas, con JMG representando hasta el 50% de todos los casos de miastenia gravis autoinmune.

2. SÍNDROMES MIASTÉNICOS CONGÉNITOS

Los síndromes miasténicos congénitos (CMS) no son enfermedades autoinmunes, sino que son un grupo de trastornos causados por alteraciones en la estructura o función de las proteínas en la unión neuromuscular.

Estos trastornos deben sospecharse para distinguirlos de miopatías u otros trastornos neurogénicos. El trastorno puede ser el resultado de, por ejemplo, una incapacidad para formar acetilcolina normal, incapacidad para transportar y liberar acetilcolina, receptores nicotínicos anormales de acetilcolina, deficiencia primaria del receptor de acetilcolina, anomalías en la proteína de desarrollo y mantenimiento de la placa terminal, defectos en la glicosilación de proteínas, y muchos otros.

La causa más común de CMS son las alteraciones en la estructura, presencia o cinética del propio receptor de acetilcolina. Realizar un análisis genético para la mutación que causa el CMS es necesaria para dirigir el tratamiento de ese síndrome específico.

La modalidad de tratamiento para CMS causada por una mutación en realidad puede ser perjudicial para el paciente si está presente una mutación diferente y el tratamiento debe adaptarse a la mutación específica que causa CMS. Los niños con CMS a menudo tendrán un pariente cercano que está igualmente afectados de la misma mutación.

Estos niños se presentarán con debilidad fatigable, por lo general en una edad muy temprana, y puede presentarse en la infancia. Los músculos afectados pueden ser oculares únicamente, lo que puede conducir a una ptosis fatigable aislada, o todos los músculos esqueléticos pueden estar afectados y conducen a una debilidad más generalizada.

Las investigaciones para detección de autoanticuerpos en la miastenia gravis juvenil y la miastenia neonatal transitoria serán negativos. Hacer la distinción entre CMS y miastenia gravis juvenil puede ser difícil si no se puede identificar una mutación genética conocida causante de CMS y no se detectan autoanticuerpos que conduzcan a la miastenia gravis juvenil.

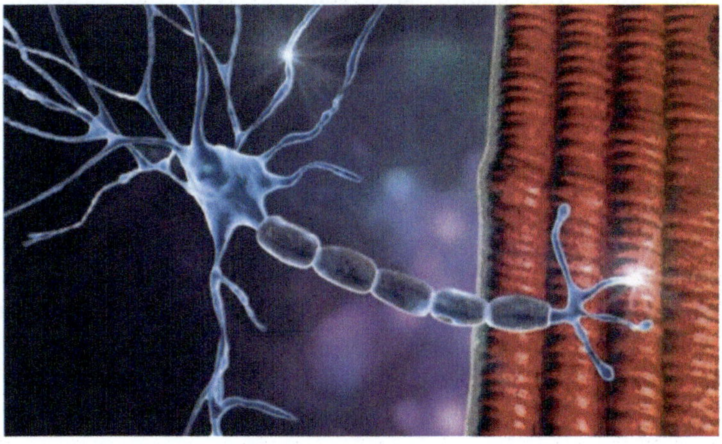

2.1. Miastenia neonatal transitoria

La miastenia neonatal transitoria (TNM) es un trastorno mediado por anticuerpos que difiere de la miastenia gravis juvenil y los CMS.

Esta enfermedad se presenta poco después del nacimiento en bebés de madres que tienen enfermedades autoinmunes miastenia gravis. Los autoanticuerpos maternos circulantes atraviesan la placenta para el feto, lo que lleva a un niño afectado después del nacimiento. Los hijos de madres que tienen la miastenia gravis desarrollarán miastenia neonatal transitoria aproximadamente del 5 al 30 % de las veces.

Los bebés pueden presentar hipotonía generalizada, llanto débil, dificultad respiratoria, mala succión y debilidad de los músculos extraoculares. Los síntomas suelen ser autolimitados, puede ser necesario el apoyo respiratorio.

Los pacientes responden bien al tratamiento con neostigmina y a plasmaféresis. La miastenia neonatal transitoria se puede distinguir de la miastenia congénita por la detección de autoanticuerpos, y cuando se demuestra que la enfermedad es transitoria una vez los autoanticuerpos se eliminan del lactante y los síntomas se resuelven. A largo plazo no se requiere tratamiento una vez que los autoanticuerpos ya no están presentes.

2.2. Miastenia gravis juvenil

La miastenia gravis juvenil (JMG) es un trastorno autoinmune que se presenta con fatigabilidad antes de los 19 años, que a diferencia del CMS no se debe a una anomalía estructural en la unión neuromuscular. La miastenia juvenil tampoco es una enfermedad transitoria como la forma neonatal transitoria.

Los autoanticuerpos contra dianas como la del receptor de acetilcolina y la quinasa específica del músculo (MuSK) conducen a una disminución de la actividad en el receptor de acetilcolina a través de la lisis mediada por el complemento de la membrana postsináptica, junto a un aumento de la tasa de degradación del receptor e inhibición directa de la actividad.

La proteína de membrana-4 relacionada con el receptor de lipoproteínas (LRP-4) es otro objetivo de autoanticuerpos implicados en el desarrollo de miastenia gravis en pacientes que no tienen anticuerpos detectados contra el receptor de acetilcolina o MuSK. LRP-4 es una proteína necesaria para la activación de MuSK. Hasta el 18,4% de los pacientes en los que no se encontró anticuerpos contra el receptor de acetilcolina o MuSK tienen anticuerpos contra LRP-4.

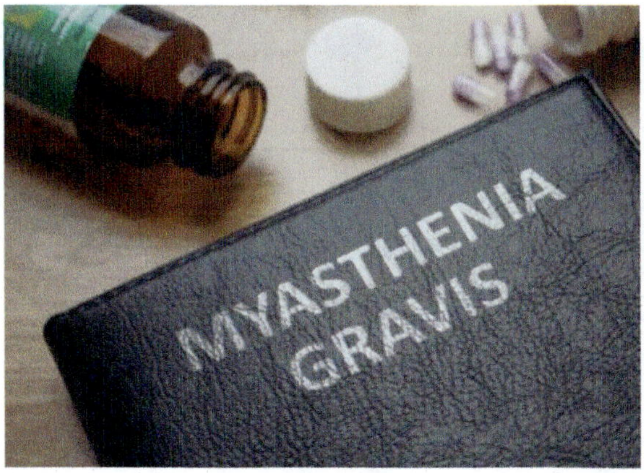

Otras enfermedades autoinmunes, como la enfermedad de Hashimoto y polimiositis autoinmune, puede estar presente en el mismo individuo que tiene JMG.

Un estudio analizó datos de pacientes que tenían miastenia grave y neuromielitis óptica con positividad para anticuerpos contra acuaporina-4. En este estudio, el 20 % de pacientes tenían JMG antes de desarrollar neuromielitis óptica. Dado que JMG es enfermedad mediada por linfocitos B, estudios recientes han propuesto que el factor activador de células B juega un papel en su patogenia y como marcador de la actividad de la enfermedad.

3. PRESENTACIÓN CLÍNICA

La debilidad fatigable del músculo esquelético que fluctúa es el signo característico de miastenia gravis. Se sabe que la miastenia gravis se dirige preferentemente a los músculos extraoculares. Los casos en los que sólo se ven afectados los músculos extraoculares son denominados *miastenia gravis ocular*. Si cualquier otro músculo esquelético está involucrado, el paciente es diagnosticado con *miastenia gravis generalizada*. La gran mayoría de los pacientes que tienen miastenia gravis tendrán afectación extraocular en algún momento durante el curso de su enfermedad.

3.1. Miastenia gravis ocular

Aproximadamente el 10-35% de todos los casos de JMG son de *miastenia gravis subtipo ocular*. La miastenia gravis ocular es una forma más común de JMG en poblaciones asiáticas que en otras poblaciones.

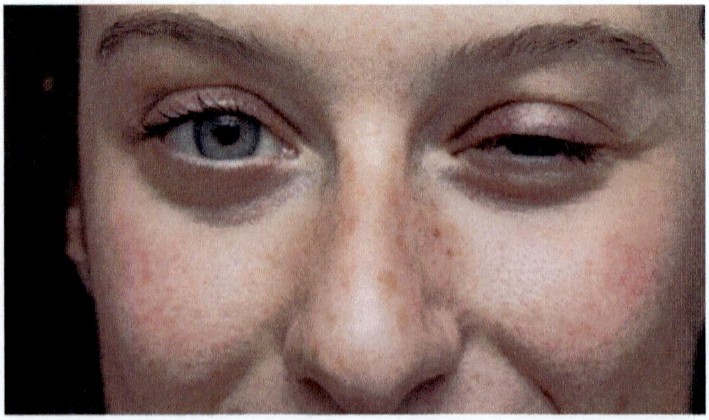

Los pacientes con JMG con o sin la forma puramente ocular de la enfermedad pueden presentarse además con parálisis de nervios craneales y puede tener medidas de estrabismo variables cuando se presenta a un oftalmólogo pediátrico para una evaluación de cirugía del estrabismo.

Los músculos involucrados incluyen los músculos rectos verticales y horizontales, músculos oblicuos inferior y superior, orbicularis oculi, y el elevador superior del párpado. La presentación inicial en estos niños puede ser ptosis, estrabismo o diplopía.

En un estudio de casos-controles realizado en la comunidad estableció que la JMG fue la causa subyacente de la ptosis en el 0,81% de los pacientes pediátricos y la JMG estaba presente en niños con ptosis en 26,7 veces la tasa de niños que no tenían ptosis.

Los pacientes pueden tener una ptosis palpebral aguda, la mayoría predominantemente al despertar. Las preguntas dirigidas sobre la ptosis deben abordar no solo si la ptosis es peor en las tardes, pero también si la ptosis aparece resuelta al despertar por la mañana.

Las anomalías pupilares deben impulsar la evaluación para la búsqueda de otras causas neurológicas de estrabismo. Las tasas de progresión de ocular miastenia gravis a miastenia gravis generalizada se ha informado de 8-49%, con similares tasas de conversión para JMG que oscilan específicamente entre 8 y 33 %.

Los pacientes pediátricos con miastenia gravis ocular pueden tener menos probabilidades de progresar a la forma generalizada que los pacientes adolescentes.

3.2. Miastenia gravis generalizada

La forma generalizada de JMG puede poner en peligro la vida, ya que cualquier músculo esquelético puede estar implicado, incluidos los músculos relacionados con la respiración. Si esto ocurre, los pacientes pueden desarrollar insuficiencia respiratoria que requiera intubación y asistencia ventilatoria.

Los signos de presentación pueden incluir las anomalías de la motilidad ocular y ptosis descritas anteriormente, pero debe incluir otras como la debilidad facial o de las extremidades, dificultad para respirar, dificultad para tragar o disnea. El habla puede verse afectada y provocar un cambio en las características de la voz.

La gravedad de la miastenia gravis se puede clasificar según el sistema de clasificación de la *Fundación miastenia gravis de Estados Unidos*, que permite el uso de criterios uniformes de forma interinstitucional con fines de investigación y para el seguimiento de la gravedad de la enfermedad.

4. DIAGNÓSTICO

El diagnóstico de miastenia gravis comienza cuando un paciente presenta alguna forma de debilidad fatigable. Un examen clínico completo y específico debe incluir alguna evaluación de la fatigabilidad para abordar la sospecha de miastenia grave.

Las pruebas auxiliares para la miastenia gravis incluyen pruebas serológicas, pruebas farmacológicas y pruebas electrofisiológicas.

4.1. Técnicas de examen clínico

La fatigabilidad con la mirada sostenida hacia arriba es una de las pruebas más sencillas de realizar en pacientes en los que se sospecha JMG. En primer lugar, la altura de la fisura palpebral y la realización de un examen de motilidad extraocular. Luego se indica al paciente que mire a un objetivo por encima de sus cabezas, y se les indica que miren al objetivo sin mover su cabeza fuera de la posición principal. El objetivo se mantiene allí durante un período de tiempo, mientras que el párpado y la alineación ocular se observan de cerca.

Los pacientes con JMG pueden demostrar cambios en la altura palpebral y la alineación ocular mientras se observa, lo que sugiere fatigabilidad y miastenia gravis. A continuación, se puede eliminar el objetivo, y el examen de motilidad ocular y la medición de la altura de la fisura palpebral pueden repetirse. Los cambios en estas medidas también sugieren la presencia de miastenia gravis.

La *contracción del párpado de Cogan o test de Cogan* es otra característica que se puede ver en pacientes que tienen afectación del elevador del párpado superior que conduce a ptosis. Este signo puede obtenerse haciendo que un paciente mire hacia abajo durante un período de tiempo, y luego preguntándole para que mire rápidamente hacia arriba. El párpado se sobreeleva brevemente (esto son *contracciones*), seguido de fatiga y regreso a una posición ptósica, haciendo que el paciente mire hacia abajo uno está causando un reposo relativo del elevador del párpado, que se *sobreestimula* al mirar hacia arriba

Otra prueba simple a realizar en la consulta que puede sugerir miastenia gravis si es positiva es la *prueba de la bolsa de hielo*. En esta prueba, después de medir la altura inicial de la fisura palpebral, se coloca un guante lleno de hielo o una bolsa de hielo sobre el ojo u ojos del paciente. Manteniendo el hielo allí durante uno o dos minutos mientras los pacientes descansan. Una vez que se quita el hielo, se vuelve a medir la fisura palpebral. Una mejora de la ptosis de 2 mm o más es un resultado positivo.

Se ha encontrado que la prueba de la bolsa de hielo es aproximadamente 80% sensible para la detección de miastenia gravis. Una alternativa a la prueba de la bolsa de hielo es la prueba de reposo, en el que se pide a un paciente que descanse durante 30 minutos después de ser examinado. Después del período de descanso, se repite el examen y se comparan las mediciones.

4.2. Pruebas serológicas

La prueba de anticuerpos contra el receptor de acetilcolina está fácilmente disponible comercialmente. Los 3 principales anticuerpos AChR probados son anticuerpos de unión, bloqueo y modulación.

La presencia de estos autoanticuerpos es importante ya que definitivamente puede hacer que el diagnóstico de miastenia gravis en casos inciertos. Un estudio de pacientes con JMG encontró una tasa de positividad de anticuerpos AChR del 72% de aquellos que presentaban síntomas, y el 41% en aquellos que presentan síntomas oculares solamente. Los pacientes que inicialmente eran negativos para el anticuerpo AChR se volvieron positivos el 41% del tiempo dentro de los siguientes 2 años. Sin embargo, la mayoría de los pacientes que se convirtieron a AChR positivo no tuvo un empeoramiento de los síntomas. La remisión se asoció con conversión de anticuerpos AChR positivos a anticuerpos AChR negativos.

Otro estudio más reciente encontró una tasa de positividad de anticuerpos AChR del 86% en pacientes con JMG. El hallazgo de que los pacientes con la forma ocular tienen autoanticuerpos contra AchR con menos frecuencia que la forma generalizada es similar a lo que se encuentra en adultos.

Los pacientes que son negativos para anticuerpos AChR también pueden presentar anticuerpos anti-MuSK, que se ha encontrado que son positivos en hasta un 40% de todos los pacientes con miastenia gravis autoinmune que son negativos para anticuerpos contra AChR. Se han encontrado tasas similares en series JMG negativas para anticuerpos AChR.

Los niños que tienen anticuerpos anti-MuSK tienden a tener síntomas más graves, agudos y generalizados, con dificultad respiratoria, similar a lo que se encuentra en adultos con anticuerpos anti-MuSK. La respuesta al tratamiento para JMG debido a anticuerpos anti-MuSK puede ser variable.

Los pacientes que son negativos tanto para anticuerpos AchR como para anticuerpos MuSK pero clínicamente tienen síntomas compatibles con miastenia gravis se denominan *doble seronegativos.*

Otro anticuerpo que se ha encontrado positivo en pacientes doblemente seronegativos es a la *proteína de membrana 4 relacionada con el receptor de lipoproteínas* (LRP-4). Los pacientes de población pediátrica también pueden verse afectados de miastenia gravis mediada por anti-LRP-4.

La incidencia de positividad anti-LRP-4 varía ampliamente de un estudio a otro, probablemente debido a diferentes ensayos utilizados por los equipos de investigación. La miastenia gravis asociada a anti-LRP-4 tiende a asociarse con síntomas leves de la enfermedad.

4.3. Pruebas farmacológicas

La prueba farmacológica clásica para la miastenia gravis utiliza una antiacetilcolinesterasa, el edrofonio, en la *prueba de edrofonio (Tensilon)*. Por inhibir la acetilcolinesterasa, la cantidad de acetilcolina aumenta efectivamente en la unión neuromuscular, y la acetilcolina es capaz de unirse al AChR por un período de tiempo más largo, lo que conduce a una mejor transmisión neuromuscular.

Esta prueba es realizada con equipo de monitorización cardiaca y reanimación cardiopulmonar (incluida atropina) fácilmente disponibles debido al riesgo de bradicardia y asistolia.

Durante la prueba, la atención debe dirigirse a un signo de miastenia que el paciente exhiba (debilidad muscular, ptosis, etc.) que pueden ser monitoreadas fácilmente. Inicialmente se administra una pequeña dosis para evaluar la hipersensibilidad al edrofonio, seguida de dosis crecientes.

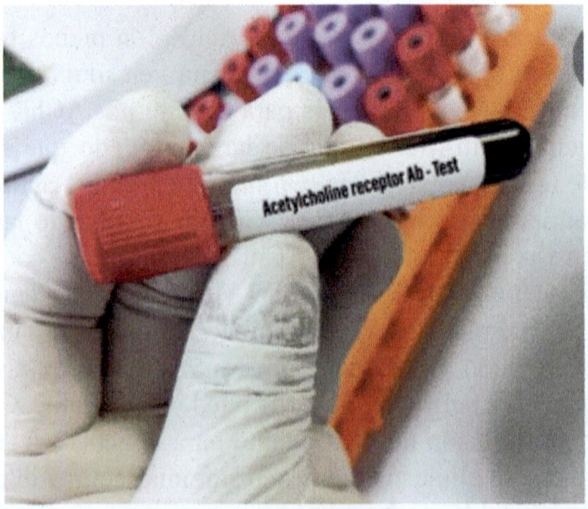

Los *efectos secundarios* parasimpáticos incluyen salivación excesiva, hipotensión, diarrea, sofocos, náuseas, y puede ocurrir sudoración. Se pueden producir falsos negativos y falsos positivos con la prueba de edrofonio ya que otras enfermedades pueden responder a ésta, o el paciente puede no responde a la prueba.

Neostigmina es un fármaco alternativo al edrofonio que se puede utilizar en niños pequeños. Otra alternativa es simplemente tratar al paciente con una prueba de piridostigmina, y observar las mejoras en los síntomas durante 1 hora.

4.4. Pruebas electrofisiológicas

Existen dos métodos de pruebas electrofisiológicas que se utilizan principalmente para diagnosticar miastenia gravis. En una prueba, la estimulación nerviosa repetitiva, los trenes de estímulos se envían a un músculo objetivo, y se realiza el análisis cuantitativo de las respuestas motoras. Una respuesta decreciente del 10% de la primera a la cuarta respuesta es considerado un resultado positivo.

Esta prueba es más sensible en pacientes que tienen JMG generalizada en comparación con aquellos que tienen JMG ocular.

Actualmente la prueba *gold standad* para el diagnóstico de trastornos de la unión neuromuscular es la *electromiografía de fibra única* (sfEMG) realizada en el orbicularis oculi. El sfEMG es particularmente útil en casos de sospecha de miastenia gravis con serologías negativas ya que tiene una sensibilidad muy alta para MG.

Desafortunadamente los estudios EMG tradicional de fibra única son difíciles de realizar en niños debido a la incomodidad y la duración de la prueba. Como alternativa, se ha utilizado una prueba menos invasiva denominada EMG de fibra aislada estimulada que se ha desarrollado y puede ser utilizado en niños.

5. TRATAMIENTO

5.1. Inhibidores de la acetilcolinesterasa

Piridostigmina es el principal agente farmacológico utilizado en el tratamiento de miastenia gravis, ya sea en niños o adultos. Edrofonio tiene una vida media demasiado corta para ser de utilidad en el tratamiento a largo plazo de la miastenia gravis. Incluso con el uso y dosificación apropiados de piridostigmina, los síntomas y signos de la miastenia gravis puede continuar presentándose.

Piridostigmina puede combinarse con otros agentes como inmunosupresores. Los efectos secundarios de la piridostigmina son similares a los de edrofonio descrito anteriormente.

5.2. Agentes inmunosupresores

El agente inmunosupresor más común prescrito para la miastenia gravis es prednisona. Este medicamento se administra fácilmente por vía oral a niños con JMG, pero el uso a largo plazo puede ser perjudicial para los niños debido a los efectos secundarios sistémicos.

Los niños tratados con prednisona demostraron una buena respuesta general en estudios retrospectivos. Además, se ha encontrado que el tratamiento con

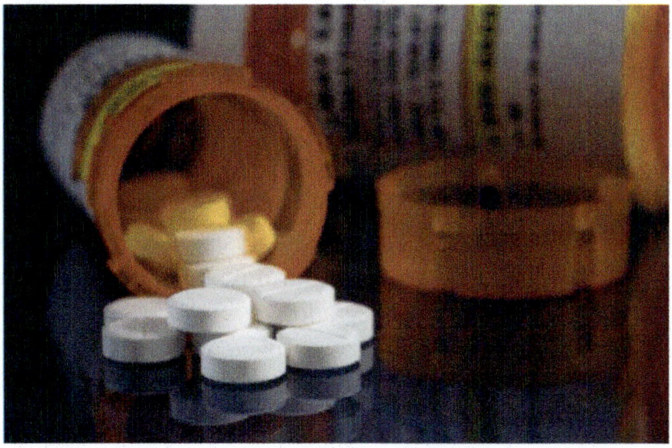

prednisona tiene un efecto protector sobre la conversión de ocular a miastenia generalizada.

Se puede considerar el uso de azatioprina en niños con miastenia gravis que no tienen una respuesta adecuada a los esteroides y al tratamiento anticolinesterásico y puede usarse como un agente ahorrador de esteroides.

Se debe tener en cuenta que azatioprina tiene un efecto retardado del tratamiento desde el momento de inicio de la terapia, es potencialmente teratogénico y se considera cancerígeno.

Se pueden considerar otros medicamentos inmunomoduladores para su uso en miastenia gravis. Se ha encontrado que Rituximab es efectivo en el tratamiento de miastenia gravis, puede mejorar los síntomas y puede reducir la cantidad de esteroides necesario para el tratamiento. Rituximab también ha demostrado ser eficaz para el tratamiento a largo plazo en casos de miastenia gravis refractaria.

Micofenolato de mofetilo también ha se ha encontrado que es eficaz en el tratamiento de la MG, pero los ensayos controlados aleatorios no han demostrado la capacidad de reducir gradualmente los esteroides mientras tomaban este agente. Sin embargo, la interrupción del micofenolato mofetilo en pacientes que toman esta medicación conduce a exacerbaciones más frecuentes de la miastenia grave.

Tacrolimus también se ha utilizado para el tratamiento de la miastenia grave, incluso en JMG.

5.3. Otras modalidades de tratamiento médico

Se puede administrar inmunoglobulina intravenosa (IGIV) para la miastenia grave en un esfuerzo para reducir los autoanticuerpos circulantes al disminuir la producción de anticuerpo de células B y la función de las células T. En un ensayo controlado aleatorizado contra placebo, se encontró que la IVIG es efectiva para mejorar los síntomas de la MG.

La terapia con IVIG ha se ha utilizado para pacientes con JMG, pero parece tener una mejor eficacia en tratamiento a corto plazo y en exacerbaciones que para el tratamiento a largo plazo. La plasmaféresis puede también puede usarse en pacientes con miastenia gravis para filtrar directamente los autoanticuerpos y las citocinas del suero del paciente afectado.

Una comparación de tratamientos en pacientes con JMG entre la IVIG y la plasmaféresis para la terapia de mantenimiento demostraron unos índices de alta respuesta para ambas modalidades, pero una respuesta más consistente con la plasmaféresis. Sin embargo, estudios previos realizados en adultos no han mostrado diferencias significativas entre los dos tratamientos.

Las declaraciones de consenso establecen que IVIG y la plasmaféresis son apropiadas para exacerbaciones agudas o crisis solamente, y no son tratamientos apropiados para la terapia de mantenimiento a menos que los pacientes no puedan tolerar agentes inmunosupresores o tengan miastenia gravis refractaria.

5.4. Timectomía

Se encuentra que aproximadamente el 10-15% de todos los adultos con miastenia grave tienen *timoma*, y el 30% de los pacientes que tienen un timoma desarrollan miastenia grave.

Rara vez se ha encontrado que los niños que tienen miastenia grave alberguen timomas. Sin embargo, la timectomía para pacientes con JMG seropositivos ha sido evaluado y se ha encontrado que está asociado con mejores tasas de remisión.

Por lo tanto, la timectomía puede tener un papel para los niños que no responden a terapia médica o no puede someterse a la inmunosupresión estándar, aunque los efectos a largo plazo de la timectomía en niños no están claros.

La timectomía puede proteger en pacientes con la forma ocular de JMG de someterse a la generalización, y puede mejorar los síntomas oculares también.

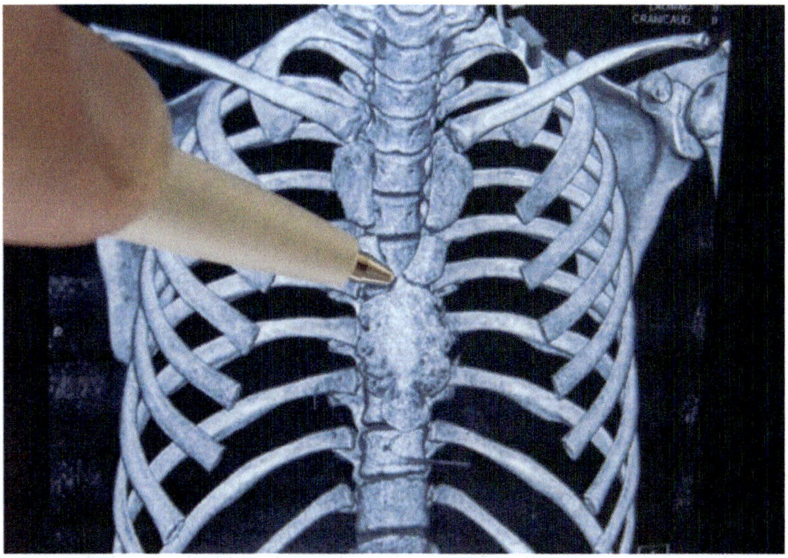

Un ensayo aleatorizado de timectomía para pacientes adultos con prednisona para la miastenia grave demostraron una reducción en los requerimientos de dosis de prednisona y mejoría en los síntomas para aquellos que se sometieron a timectomía.

BIBLIOGRAFÍA

- Zisimopoulou P, Evangelakou P, Tzartos J, Lazaridis K, Zouvelou V, Mantegazza R, et al. A comprehensive analysis of the epidemiology and clinical characteristics of anti-LRP4 in myasthenia gravis. J Autoimmun 2014; 52:139-45.
- Tsao C, Mendell JR, Lo WD, Luquette M, Rennebohm R. Myasthenia gravis and associated autoimmune diseases in childhood. J Child Neurol 2000; 15:767-9.
- Andrews PI. Autoimmune myasthenia gravis in childhood. Semin Neurol 2004; 24:101-10.
- Ciafaloni E. Myasthenia Gravis and Congenital Myasthenic Syndromes. Continuum (Minneap Minn) 2019; 25 (6, Muscle and Neuromuscular junction disorders): 1767-1784.
- Engel AG, Shen X, Selcen D, Sine SM. Congenital myasthenic syndromes: pathogenesis, diagnosis, and treatment. Lancet Neurol 2015; 14:420-34.

4. SÍNDROMES NEUROLÓGICOS PARANEOPLÁSICOS

1. INTRODUCCIÓN

Cuando se evalúa a un paciente con un trastorno neurológico, la pregunta inicial más importante es si el paciente tiene una enfermedad tratable o un trastorno irreversible. El campo de la neurología autoinmune ha avanzado drásticamente en las últimas dos décadas y esto ha sido impulsado principalmente por los avances tecnológicos y el descubrimiento de una multitud de biomarcadores de autoanticuerpos neurales que pueden ayudar en el diagnóstico de estos trastornos y potencialmente dirigir no sólo la investigación sino también el enfoque inmunoterapéutico.

Los trastornos paraneoplásicos han sido reconocidos desde la década de 1960 pero, con el descubrimiento de anticuerpos como marcadores neurales de a finales de los años 80 y 90, comenzaron a asociarse síndromes específicos paraneoplásicos con biomarcadores de autoanticuerpos neuronales específicos y tumores.

Ejemplos de estos *síndromes* incluyen la encefalitis límbica o neuropatías sensoriales con el cáncer pulmonar de células pequeñas y seropositividad para anti-Hu (anticuerpo anti-neuronal nuclear tipo 1 (ANNA-1)), síndrome de la persona rígida con cáncer de mama y autoanticuerpos de anfifisina , síndrome opsoclono/mioclono con cáncer de mama y neuroblastoma y anti-Ri (ANNA-2), síndrome de Morvan con timoma y anticuerpos del complejo del canal de potasio dependiente de voltaje (VGKC); síndrome de Lambert-Eaton con cáncer de pulmón de células pequeñas y canal de calcio dependiente de voltaje (tipo VGCC PQ), degeneración cerebelosa con tumores de mama, ovario o anexos y anti-Yo

NIVEL	SÍNDROME	ANTICUERPO	NEOPLASIA
Corteza cerebral	Encefalitis limbica	Complejo VGKC (LGI1/CASPR2)	Timoma, CPCP
	Epilepsia autoinmune	NMDAR	Teratoma ovárico 50%
	Demencia autoinmune	CRMP5 (CV2)	CPCP>Timoma:>90%
		ANNA1 (Hu)	CPCP>Neuroblastoma:>80%
		GABA-R	Pulmon, neuroendocrino: 50%
		Ma2	Testículo, pulmón: >90%
		Ma1	Mama, colon, parótida, pulmón: >90%
		Anfifisina	Mama, CPCP: >90%
		IgLON5	No tumor conocido
		AMPAR	Pulmón, mama, timoma: 70%
		GAD65	Pulmón, neuroendocrino, timoma: <10%
Diencéfalo	Disfunción hipotalámica	Ma1, Ma2 (Ehler-Danlos, cataplejia)	
	Narcolepsia/cataplejia	Complejo VGKC (LGI1/CASPR2)	
	SIADH	AQP4	
Ganglios basales	Corea/Distonia	CRMP5 (CV2)	
		GAD65	
		ANNA1 (Hu)	
		Complejo VGKC (LGI1/CASPR2)	
		Anfifisina	
Cerebelo	Ataxia cerebelosa	PCA-1 (Yo)	Ovario, mama, conducto Müller: >90%
	Degeneración cerebelosa	PCA-Te (DNER)	Linfoma Hodgkin >80%
		ANNA1 (Hu)	
		CRMP5 (CV2)	
		mGluR	Linfoma Hodgkin algunos casos
		GAD65	
		VGCC	CPCP y otros >50%
Troncoencéfalo	Encefalitis de troncoencéfalo	CRMP5 (CV2)	
	Opsoclonus mioclonus	ANNA1 (Hu)	
		ANNA2 (Ri)	
	Sd. Stiff-man	Anfifisina / GAD65	
	Sd. PERM	Ma2	
		Ma1	
		GlyαR	Timoma, linfoma: 20%
		AQP4	
Médula espinal	Mielopatia y mioclonus	AQP4	
		CRMP5 (CV2)	
		Anfifisina	
Nervio periférico	Polineuropatia	ANNA1 (Hu)	
		CRMP5 (CV2)	
		Anfifisina	
		AChR gangliónico	Mama, próstata, pulmón, inteastinal: <15
	Neuropatía autonómica	VGKC (CASPR2)	
Unión neuromuscular	Miastenia gravis	AChR muscular	Timoma: <20%
	Sd. Lambert-Eaton	VGCC (tipo PQ>tipo N)	CPCP 50%
		SOX1	CPCP >90%
Músculo	Miositis necrotizante	SRP54	Bajo riesgo
	Dermatomiositis	Anti TIF1 / NXP2	Adenocarcinoma >70%

(anticuerpo de células de Purkinje tipo 1 (PCA-1)); o la degeneración cerebelosa con linfoma de Hodgkin y anticuerpos PCA-Tr.

Tradicionalmente, estos síndromes se asociaron a menudo con la participación de una parte del sistema nervioso y se definieron clínicamente. Ahora se reconoce que los trastornos neurológicos autoinmunes, ya sean idiopáticos o paraneoplásicos, comúnmente involucran múltiples niveles del neuroeje que se extienden más allá de las definiciones tradicionalmente sindrómicas. Lo importante es que los perfiles detectados de autoanticuerpos suelen ser más predictivos de un tipo de cáncer específico que una presentación neurológica específica.

2. EVALUACIÓN DIAGNÓSTICA DE LOS SÍNDROMES PARANEOPLÁSICOS

Los síntomas y signos en pacientes con sospecha de posibles trastornos neurológicos autoinmunes son a menudo diversos y multifocales. Los pacientes pueden presentar disfunción neurológica tanto a nivel central (SNC), periférico (SNP) o autonómico (SNA) o combinaciones del mismo.

Las *manifestaciones del SNC* incluyen encefalopatía, demencia, convulsiones; corea (ganglios basales), trastornos del sueño, romboencefalopatía, mioclono, opsoclono, fenómenos de hombre rígido (tronco encefálico); neuritis óptica, ataxia cerebelosa, diplopía (cerebelo) y mielopatía (médula espinal).

Las *manifestaciones del SNP* incluyen radiculopatía (raíz nerviosa), plexopatía (plexo nervioso), neuronopatía (ganglio de la raíz dorsal), neuropatía periférica (nervio), neuromiotonía, miastenia gravis o síndrome Lambert–Eaton (unión neuromuscular), y miopatía (músculo).

Las *manifestaciones del SNA* incluyen anhidrosis, alteración del reflejo pupilar a la luz, hipotensión ortostática, arritmias cardíacas, dismotilidad gastrointestinal, síndrome seco y disfunción de la vejiga.

Si bien ciertos trastornos han sido sindrómicamente asociados con ciertos autoanticuerpos (por ejemplo, el síndrome de Morvan con anticuerpos del complejo VGKC; la neuropatía sensorial con ANNA-1 (Hu); el adulto son opsoclonus mioclonus con ANNA-2 (Ri)) pero finalmente emerge un espectro neurológico más amplio con el tiempo a través de investigaciones clínico-serológicas sistemáticas de un gran número de pacientes no seleccionados por síndrome neurológico, por ejemplo, epilepsia autoinmune (con convulsiones distónicas facio-braquiales, trastornos del sueño/demencia con anticuerpos del complejo VGKC (proteína inactivada por glioma rica en leucina (LGI1) predominantemente), distonía mandibular o laringoespasmo con ANNA-2 (Ri); neuropatía periférica con anticuerpos anfifisina.

La medida objetiva del déficit neurológico inicial es de suma importancia en el momento del pretratamiento de cara a proporcionar una línea de base clínica contra la cual comparar la mejora postratamiento.

En la evaluación diagnóstica de un paciente con sospecha de trastorno neurológico autoinmune o paraneoplásico, es importante definir clínicamente los sistemas neurológicos involucrados y documentar el grado de gravedad en detalle. Esto debe incluir una historia detallada de las actividades de la vida diaria y, de la familia, así como detalles sobre cualquier cambio de comportamiento.

Las herramientas de diagnóstico permiten tomar medidas objetivas del grado de afectación del sistema nervioso. Por ejemplo, los estudios de conducción nerviosa para la afectación de fibras nerviosas grandes, la prueba de reflejos autónomos/pruebas de disautonomía de termorregulación del sudor, estudios neuropsicométricos de trastornos cognitivos, de movimiento para estudios de laboratorio para mioclonías e hiperexcitabilidad, estudios gastrointestinales de tránsito digestivo para dismotilidad (formas limitadas de disautonomía). Estas medidas objetivas proporcionan una medida de referencia de la gravedad y se pueden comparar a las medidas posteriores a la inmunoterapia para evaluar si la inmunoterapia proporciona algún beneficio objetivo.

El curso de la enfermedad de forma aguda o subaguda (generalmente <3 meses) sugiere un origen paraneoplásico ya que la mayoría de los pacientes con trastornos neurológicos autoinmunes presentan síntomas de inicio agudo o subagudo.

Es probable que la inmunoterapia sea más eficaz cuando se inicia dentro de los 6 meses del inicio de los síntomas, pero el retraso en el tratamiento después de años desde el inicio todavía puede ser eficaz.

Los antecedentes personales o familiares de autoinmunidad o seropositividad para autoanticuerpos específicos de órganos es un factor de riesgo para una enfermedad neurológica autoinmune.

Los pacientes pueden tener una predisposición más general para la autoinmunidad y la presencia de un anticuerpo o enfermedad autoinmune, o antecedentes familiares de ello, es un factor de riesgo para desarrollar algunas otras enfermedades autoinmunes.

Los pacientes con trastornos neurológicos de autoinmunidad con bastante frecuencia tienen una enfermedad acompañante autoinmune no neurológica. Las enfermedades autoinmunes tienden a ocurrir en grupos principales reconocidos por clínicos, familiares y asociaciones serológicas como órganos específicos (p. ej., tiroides) y autoinmunidad gástrica o no específica de órgano (por ejemplo, enfermedades multisistémicas como el lupus sistémico eritematoso). Un ejemplo de un trastorno neurológico autoinmune que comúnmente se asocia con otras condiciones autoinmunes es el trastorno del espectro neuromielitis óptica

(NMOSD), que es fuertemente asociado con enfermedades autoinmunes no específicas de órganos (por ejemplo, lupus eritematoso sistémico, síndrome Sjögren, artritis reumatoide, enfermedad del tejido conectivo indiferenciado) y enfermedades autoinmunes órgano-específico (por ejemplo, enfermedades de la tiroides, miastenia gravis)

En el caso de un paciente que presenta una encefalopatía de inicio subagudo, la presencia de tiroiditis autoinmune o la detección de un anticuerpo órgano específico (p. ej., tiroides) o anticuerpo no específico de órgano (p. ej., nuclear o extraíble) antígeno nuclear) debe despertar la sospecha de que el trastorno neurológico está ocurriendo en un contexto autoinmune pero no implica patogenicidad de ese autoanticuerpo específico detectado.

Además, muchos de estos casos tienen otros anticuerpos asociados a la encefalopatía que primero deben ser excluidos. La detección de un autoanticuerpo específico de los nervios admite un diagnóstico de un trastorno neurológico autoinmune y, para algunos, ayuda a la identificación de una etiología paraneoplásica.

Los anticuerpos en suero y líquido cefalorraquídeo dirigidos a proteínas intracelulares (nucleares e intracitoplasmáticas, enzimas, factores de transcripción y proteínas de unión ARN) no son patógenos, pero sirven como marcadores del efector citotóxico específico de péptido neural mediado por células T y generalmente son menos sensibles a la inmunoterapia. Estos son generalmente altamente predictivos de cáncer.

Por el contrario, los anticuerpos dirigidos a epítopos de la superficie celular en las proteínas de la membrana plasmática (neurotransmisores, receptores, canales iónicos, canales de agua y proteínas del complejo del canal), que son extracelulares y accesibles pueden actuar como efectores patogénicos y a menudo implican respuesta a la inmunoterapia. Sin embargo, las dos clases de anticuerpos pueden coexistir.

La serología autoinmune es un primer paso importante en investigar un trastorno neurológico subagudo, multifocal sin causa obvia, especialmente en un paciente con alto riesgo de cánceres relevantes o con antecedentes de enfermedad autoinmune.

La evaluación serológica óptima requiere una amplia detección de inmunoglobulinas de reactividad definida con antígenos neurales y musculares a menudo compartida por las células cancerosas.

Es inusual para la autoinmunidad neurológica paraneoplásica apuntar a un solo autoantígeno, los neoantígenos pueden aparecer como parte del proceso mutagénico tumoral. La expresión de autoproteínas reguladas al alza y los epítopos *extraños* podrían pasar por alto las células T autotolerantes cuando son procesados y presentados al sistema inmunitario como péptidos unidos al complejo principal de histocompatibilidad de clase II. Así, la autoinmunidad paraneoplásica es probable que sea impulsado por múltiples antígenos onconeurales derivados de tumores.

Los investigadores de la Clínica Mayo presentaron unos resultados analizados de 1,2 millones de autoanticuerpos onconeurales realizados en aproximadamente 80.000 pacientes sometidos a pruebas por sospecha de trastornos neurológicos paraneoplásicos. Ellos identificaron grupos de anticuerpos que permiten la predicción individualizada de riesgo de cáncer y del tipo de cáncer. Algunas de las *asociaciones oncológicas* informativas incluyeron:

- Timoma en el 85% de los pacientes con anticuerpo de músculo estriado más anticuerpos contra el receptor de acetilcolina más autoanticuerpos contra la proteína 5 mediadora de la respuesta a la colapsina (CRMP5).
- Carcinoma de pulmón en el 80 % con anticuerpos contra los canales de calcio ambos tipos P/Q y tipo N más SOX1.
- En hombres, carcinoma de próstata con frecuencia más del doble cuando la acetilcolina estriada y de receptor muscular (AChR) estuvieron acompañadas con anticuerpo AChR ganglionar.
- En las mujeres, la anfifisina sola se asoció comúnmente con carcinoma de mama, pero la anfifisina que coexiste con ANNA1 (Hu) o CRMP5 se asoció con cáncer de pulmón.

Estos autoanticuerpos emergentes tienen determinados perfiles que representan *firmas* serológicas que implican antígenos multimoleculares derivados de tumores complejos como iniciadores y dianas de respuestas inmunes paraneoplásicas.

3. FENOTIPOS NEUROLÓGICOS DE ALTO RIESGO

No hay presentaciones neurológicas patognomónicas absolutas asociadas con síndromes paraneoplásicos. Sin embargo, se reconocen presentaciones clínicas específicas, definidas aquí como *fenotipos de alto riesgo* y anteriormente conocidas como *SNP clásico*, que frecuentemente tienen una etiología paraneoplásica. En estos fenotipos, el cáncer representa un desencadenante importante, por lo que su reconocimiento clínico debe conducir a la búsqueda de un cáncer subyacente. El alcance de la búsqueda de cáncer puede depender de las características demográficas del paciente (edad, sexo) y el tipo de anticuerpo neuronal.

A pesar de los numerosos avances en el campo de los síndromes paraneoplásicos en los últimos 16 años, incluido el descubrimiento de nuevos anticuerpos y manifestaciones clínicas novedosas, no hay nuevas *descripciones de fenotipos de alto riesgo*, por lo tanto, la lista es la siguiente:

- Encefalomielitis.
- Encefalitis límbica.
- Síndrome cerebeloso rápidamente progresivo.
- Opsoclono-mioclono.
- Neuronopatía sensorial.
- Pseudoobstrucción gastrointestinal (neuropatía entérica).
- Síndrome miasténico de Lambert-Eaton.

Principales autoanticuerpos de alto riesgo de síndrome paraneoplásico.

Anticuerpo	Fenotipo	% Frecuencia cáncer	Tumor
Hu (ANNA1)	Neuropatía, intestinal, encefalomielitis y encefalitis límbica	85	Pulmón de células pequeñas, tumor neuroendocrino y neuroblastoma
CV2/CRMP5	Encefalomielitis y neuropatía	> 80	Pulmón de células pequeñas y timoma
SOX1	Lambert-Eaton y degeneración cerebelosa	> 90	Pulmón de células pequeñas
PCA2	Neuropatía sensitivo-motora, degeneración cerebelosa y encefalomielitis	80	Pulmón (de células pequeñas o no pequeñas) y mama
Anfifisina	Polirradiculoneuropatía, neuropatía sensitiva, encefalomielitis y síndrome hombre rígido	80	Pulmón de células pequeñas y mama
Ri (ANNA2)	Síndrome troncoencefálico o cerebeloso, opsoclonus-mioclonus	> 70	Mama>pulmón
Yo (PCA1)	Síndrome cerebeloso rápidamente progresivo	> 90	Ovario y mama
Ma2	Encefalitis límbica, diencefalitis y troncoencefalitis	> 75	Testicular y pulmón
Tr (DNER)	Síndrome cerebeloso rápidamente progresivo	90	Linfoma Hodgkin
KLHL11	Síndrome cerebeloso o troncoencefálico	80	Testicular

3.1. Encefalomielitis

El término encefalomielitis debe usarse solo en pacientes con disfunción clínica en múltiples sitios del sistema nervioso, incluida también la afectación periférica, como los ganglios de la raíz dorsal, el nervio periférico o las raíces nerviosas, como se recomienda en los criterios PNS de 2004. Estos criterios adicionales las áreas de afectación deben incluirse en la descripción del fenotipo, por ejemplo, encefalomielitis con ganglionitis de la raíz dorsal o neuropatía sensorial (SNN) o encefalomielitis con neuropatía periférica.

La encefalomielitis casi siempre se asocia con el cáncer de pulmón de células pequeñas (SCLC) con anticuerpos Hu (también llamado anticuerpo nuclear antineuronal 1, ANNA-1) o CV2/proteína mediadora de la respuesta a la colapsina 5 (CRMP5).

3.2. Encefalitis límbica

La encefalitis límbica generalmente se presenta con pérdida de memoria a corto plazo, convulsiones y manifestaciones psiquiátricas que progresan rápidamente en menos de 3 meses. Los criterios diagnósticos de LE se actualizaron en 2016, y en este fenotipo se han producido los mayores avances en cuanto al descubrimiento de anticuerpos desde 2004.

En ese momento, los casos de encefalitis límbica paraneoplásicos y autoinmunes estaban claramente infradiagnosticados, y la frecuencia de casos notificados era sustancialmente menor en comparación con los síndromes cerebelosos rápidamente progresivos y las neuropatías sensoriales. Es importante destacar que algunos de los anticuerpos de superficie celular más frecuentes se asocian con formas típicamente no paraneoplásicas de LE, como el glioma rico en leucina inactivado 1 (LGI1) o el tipo 2 de proteínas asociadas a la contactina (anticuerpos CASPR2).

Por lo tanto, el concepto histórico de LE como un fenotipo predominantemente asociado con el cáncer ha cambiado drásticamente en los últimos 10 años. Sin embargo, debido a las múltiples variantes de LE, como las formas menos comunes casi siempre asociadas con el cáncer, este trastorno se ha mantenido como un fenotipo de alto riesgo.

Esto es importante por 2 razones: primero, porque la presentación neurológica de los casos paraneoplásicos y no paraneoplásicos puede ser indistinguible, y segundo, porque algunos de los anticuerpos asociados (p. ej., receptor B del ácido gamma-aminobutírico [GABABR] y receptor del ácido amino-3-hidroxi-5-metil-4-isoxazolpropiónico [AMPAR] puede manifestarse como LE paraneoplásico en más del 50% de los casos. Aunque la presencia de anticuerpos onconeurales, como anti-Hu y anti-Ma2, casi siempre ocurre en adultos y se asocia a un cáncer subyacente. La detección de anticuerpos Hu en niños con LE es excepcionalmente rara y no suele asociarse a cáncer.

3.3. Síndrome cerebeloso rápidamente progresivo

Este trastorno, anteriormente conocido como *degeneración cerebelosa* subaguda, se caracteriza por un síndrome cerebeloso rápidamente progresivo, sin atrofia cerebelosa sustancial en las primeras etapas de la enfermedad. También se han informado casos con inicio hiperagudo, inicio unilateral o curso clínico lentamente progresivo e insidioso que simula enfermedades neurodegenerativas pero, en general, los pacientes desarrollan rápidamente un síndrome cerebeloso severo y bilateral que limita las actividades de la vida diaria en menos de 3 meses.

Se ha decidido evitar el término degeneración cerebelosa paraneoplásica al referirse al síndrome clínico porque la presentación de los casos con o sin cáncer puede ser indistinguible. Aunque la ataxia de la marcha puede ser la característica inicial principal o única, se necesita la afectación del tronco y las extremidades más adelante en el curso de la enfermedad para definirla como un síndrome cerebeloso rápidamente progresivo.

La disfunción extracerebelosa, que afecta predominantemente al tronco encefálico, puede acompañar a las características cerebelosas. Los síntomas cerebelosos aislados son típicos de anticuerpo Yo (también conocido como PCA-1, anticuerpo de células de Purkinje 1) y anticuerpos del receptor relacionado con el factor de crecimiento epidérmico (DNER) similar a Tr.

A diferencia de la encefalitis límbica, los anticuerpos recientemente identificados para el síndrome cerebeloso rápidamente progresivo paraneoplásico (y autoinmune no paraneoplásico) se ha informado solo en informes de casos aislados o series pequeñas de pacientes. La investigación futura puede ayudar a aclarar qué aspectos de la disfunción cerebelosa se correlacionan más con anticuerpos específicos.

3.4. Síndrome de opsoclono-mioclono

El síndrome de opsoclono-mioclono (OMS) se caracteriza por movimientos sacádicos multidireccionales caóticos, involuntarios y de alta frecuencia sin pausas intersacádicas y mioclono de acción no rítmica, que a menudo afecta tronco, extremidades y cabeza. Las características adicionales incluyen afectación del cerebelo (disartria y ataxia del tronco) y encefalopatía (que va desde la confusión hasta el coma).

Las dos etiologías principales de OMS incluyen mecanismos paraneoplásicos e idiopáticos, aunque cada vez hay más pruebas que sugieren que este último suele ser un proceso postinfeccioso mediado por el sistema inmunitario.

El OMS paraneoplásico en niños representa el 50% de los casos y está estrechamente relacionado con el neuroblastoma. El OMS paraneoplásico en adultos se asocia con frecuencia con cáncer pulmonar microcítico o cáncer de mama.

Los pacientes con cáncer de mama y OMS paraneoplásico suelen tener anticuerpos Ri (también conocidos como ANNA-2). En comparación con los adultos con OMS no paraneoplásico, es más probable que aquellos con OMS paraneoplásico sean mayores, desarrollen encefalopatía y tengan un peor resultado. En mujeres jóvenes, el OMS puede aparecer en asociación con teratomas ováricos sin anticuerpos neuronales.

3.5. Neuropatía sensorial

La neuropatía sensorial se refiere a un fenotipo causado por la participación de las neuronas sensoriales de los ganglios de la raíz dorsal y que se manifiesta con déficits sensoriales a veces acompañados de síntomas motores debido a la participación adicional de las raíces nerviosas motoras de los nervios periféricos. El diagnóstico de neuropatía sensorial (independientemente de la etiología) debe seguir los criterios informados previamente. Las posibles causas son diversas, incluido el síndrome de Sjögren o la quimioterapia basada en platino, pero se debe considerar especialmente un origen paraneoplásico si los pacientes tienen LCR inflamatorio o compromiso motor.

Los términos de neuropatía sensitivomotora/sensorial, polirradiculopatía o polirradiculoneuropatía se deben utilizar cuando los hallazgos clínicos y electrofisiológicos indican afectación adicional de los nervios periféricos o las raíces nerviosas. La especificidad de anticuerpos más frecuente es Hu, seguida de CV2/CRMP5 y anticuerpos contra anfifisina.

3.6. Pseudo-obstrucción gastrointestinal

Este término se aplica a un cuadro clínico caracterizado por episodios recurrentes de dolor abdominal, distensión, estreñimiento y/o vómitos, sin evidencia de obstrucción mecánica. Un vaciado gástrico anormal o una manometría del intestino delgado confirman el diagnóstico.

La pseudoobstrucción gastrointestinal se debe a una disfunción del plexo mientérico y puede ocurrir junto con otras características de compromiso autonómico, neuropatía sensorial o encefalomielitis. La identificación de anticuerpos Hu sugiere un origen paraneoplásico mientras que los anticuerpos contra el receptor ganglionar de acetilcolina se observan con mayor frecuencia en casos no paraneoplásicos.

3.7. Síndrome miasténico de Lambert-Eaton

El síndrome miasténico de Lambert-Eaton se caracteriza por el desarrollo progresivo de debilidad muscular proximal que suele comenzar en las extremidades inferiores y sigue con la afectación de las extremidades superiores, los músculos distales y, finalmente, los músculos oculares y bulbares. Alrededor del 90 % de los pacientes tienen síntomas de disfunción autonómica, que es un sello distintivo del síndrome Lambert-Eaton que incluye sequedad de boca, disfunción eréctil y estreñimiento. Además de la debilidad muscular y la disautonomía, los pacientes tienen reflejos musculares disminuidos o ausentes, que mejoran tras el ejercicio repetido o la contracción voluntaria máxima. La sospecha clínica debe confirmarse con estudios electrofisiológicos.

Los anticuerpos contra los canales de calcio dependientes de voltaje (VGCC) de tipo P/Q están presentes en casi el 90% de los pacientes, aunque su detección no es necesaria para el diagnóstico. Estos anticuerpos ocurren de manera similar en las formas paraneoplásicas y no paraneoplásicas de la enfermedad.

Por el contrario, los anticuerpos antinucleares gliales (o anticuerpos SOX1) están fuertemente asociados con carcinoma pulmonar microcítico o síndromes paraneoplásicos asociados con SCLC; por lo tanto, su detección en pacientes con síndrome de Lambert-Eaton sugiere fuertemente la presencia de un SCLC subyacente.

BIBLIOGRAFÍA

- Devine, M. F., Kothapalli, N., Elkhooly, M., & Dubey, D. (2021). Paraneoplastic neurological syndromes: clinical presentations and management. Therapeutic advances in neurological disorders, 14, 1756286420985323.
- Serafini, A., Lukas, R. V., VanHaerents, S., Warnke, P., Tao, J. X., Rose, S., & Wu, S. (2016). Paraneoplastic epilepsy. Epilepsy & behavior: E&B, 61, 51–58.
- Graus, F., Delattre, J. Y., Antoine, J. C., Dalmau, J., Giometto, B., Grisold, W., Honnorat, J., Smitt, P. S., Vedeler, C. h., Verschuuren, J. J., Vincent, A., & Voltz, R. (2004). Recommended diagnostic criteria for paraneoplastic neurological syndromes. Journal of neurology, neurosurgery, and psychiatry, 75(8), 1135–1140.
- Graus, F., Ariño, H., & Dalmau, J. (2014). Paraneoplastic neurological syndromes in Hodgkin and non-Hodgkin lymphomas. Blood, 123(21), 3230–3238.
- Zoccarato, M., Grisold, W., Grisold, A., Poretto, V., Boso, F., & Giometto, B. (2021). Paraneoplastic Neuropathies: What's New Since the 2004 Recommended Diagnostic Criteria. Frontiers in neurology, 12, 706169.
- Graus, F., Vogrig, A., Muñiz-Castrillo, S., Antoine, J. G., Desestret, V., Dubey, D., Giometto, B., Irani, S. R., Joubert, B., Leypoldt, F., McKeon, A., Prüss, H., Psimaras, D., Thomas, L., Titulaer, M. J., Vedeler, C. A., Verschuuren, J. J., Dalmau, J., & Honnorat, J. (2021). Updated Diagnostic Criteria for Paraneoplastic Neurologic Syndromes. Neurology(R) neuroimmunology & neuroinflammation, 8(4), e1014.
- Iorio, R., Spagni, G., & Masi, G. (2019). Paraneoplastic neurological syndromes. Seminars in diagnostic pathology, 36(4), 279–292.

5. ENFERMEDADES AUTOINMUNES NEUROLÓGICAS EN NIÑOS

1. INTRODUCCIÓN

Las enfermedades autoinmunes del sistema nervioso en los niños se componen de un grupo heterogéneo de trastornos raros que pueden afectar el sistema nervioso central o periférico a cualquier nivel. Las presentaciones pueden ocurrir en niños de cualquier edad y típicamente son inicio agudo o subagudo. La consideración de un proceso autoinmune como etiología de las enfermedades neurológicas en los niños es importante, ya que puede conducir a la iniciación temprana de inmunoterapia y una mejora en los resultados neurológicos en el desarrollo global a largo plazo.

Los sistemas nervioso e inmunológico en los niños crean desafíos únicos en el diagnóstico. y el tratamiento de estas enfermedades raras. En este capítulo veremos las principales enfermedades autoinmunes que afectan al cerebro, médula espinal, raíces nerviosas, nervios periféricos, unión neuromuscular y músculo en los niños.

Las enfermedades neurológicas autoinmunes son de gran importancia clínica en los niños y se trata de enfermedades mediadas por anticuerpos del sistema nervioso central que ahora se reconocen cada vez más en la infancia, donde los anticuerpos se unen a los epítopos de la superficie celular en las proteínas neuronales o gliales, y los pacientes demuestran signos clínicos, ya sea de forma focal o más generalizados según la extensión de las regiones cerebrales a las que se dirigen los anticuerpos.

Los anticuerpos se dirigen hacia canales iónicos, receptores y proteínas de membrana; y las enfermedades incluyen la encefalitis límbica y la encefalitis por anticuerpos contra el receptor de N-metil-D-aspartato, entre muchas otras. Además, hay condiciones en las que el sistema inmunitario más amplio también está implicado.

Las características neurológicas como las convulsiones, trastornos del movimiento, disfunción autonómica y trastornos del sueño, con neuroimágenes y datos característicos electrofisiológicos, pueden indicar un trastorno inmunitario o mediado por anticuerpos específicos. A menudo, fenotípicamente se observa superposición entre estas distintas patologías, así como se observa variación fenotípica en niños con la misma patología.

Sin embargo, muchos pacientes se benefician de la inmunoterapia con una mejora sustancial, aunque todavía se requieren grandes esfuerzos para optimizar el resultado para muchos pacientes. En muchos casos aún no se han identificado anticuerpos, aunque sí responden a las inmunoterapias. A continuación, describimos los anticuerpos conocidos y enfermedades asociadas, así como las condiciones que se cree que son inmunomediadas pero no tienen biomarcador inmunológico conocido, y proporcionan pautas para la investigación y clasificación de estos trastornos.

2. ENCEFALITIS AUTOINMUNE

La encefalitis, un trastorno inflamatorio del cerebro, es provocado por diferentes causas. Es común que la causa de la encefalitis en niños, a pesar de extensos exámenes, sea difícil de alcanzar. En 2003, el Proyecto de Encefalitis de California informó que, a pesar de extensas evaluaciones infecciosas, las etiologías de la encefalitis en niños y adultos permaneció desconocido en el 62% de los casos.

Aunque los síndromes virales prodrómicos se informan con frecuencia antes del inicio de los síntomas neurológicos, el vínculo entre la exposición al virus y la producción de autoanticuerpos aún no se ha establecido. Se cree que la encefalitis es inmunomediada o autoinmune cuando hay evidencia clínica de inflamación dentro del sistema nervioso central (SNC) junto con una presentación subaguda de encefalopatía.

La presencia de convulsiones de inicio reciente, así como nuevos déficits focales que se localizan en el SNC, cambios inflamatorios en líquido cefalorraquídeo (LCR) (elevado número de proteínas, pleocitosis, índice de inmunoglobulina G (IgG) elevada, bandas oligoclonales únicas), o resonancia magnética con cambios en las imágenes (MRI) sugestivos de enfermedad inflamatoria debe desencadenar la consideración de una posible encefalitis autoinmune.

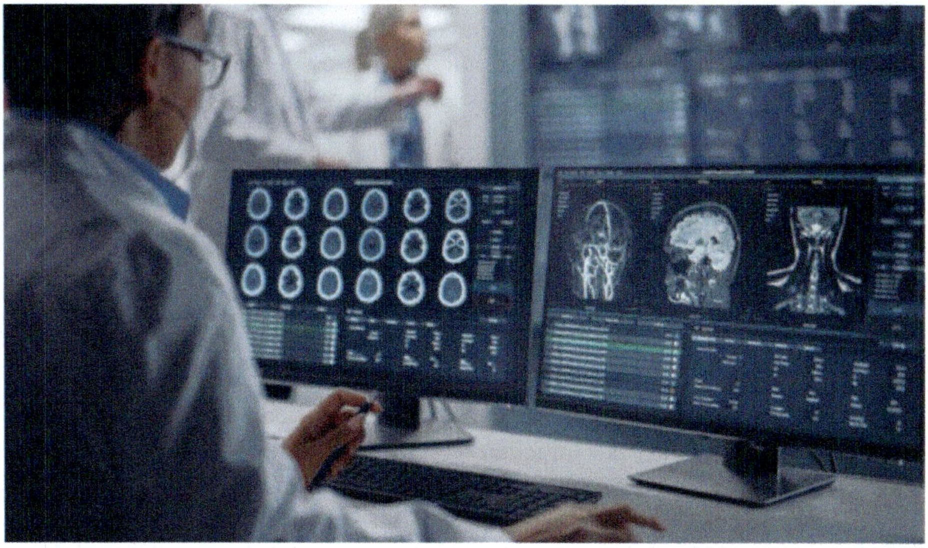

El espectro de síntomas que manifiestan los pacientes como resultado de la encefalitis es muy amplio, incluyendo la encefalopatía, psicosis, trastornos del movimiento, convulsiones, déficits neurológicos focales y disfunción del sistema nervioso autónomo.

La presentación clínica clave, al igual que en los adultos, es que los niños y los adolescentes tienen encefalopatía, una característica que es más difícil de definir en los niños más pequeños. Un consenso que se adopta consistentemente es que el niño *encefalopático* tendría una alteración en el nivel conciencia (p. ej., estupor, letargo) y/o cambios en el comportamiento (p. ej., confusión, irritabilidad excesiva) sin explicación por fiebre, enfermedad sistémica o síntomas posictales.

En la etapa temprana de la enfermedad de una etiología autoinmune no se puede distinguir de los demás trastornos que conducen a la encefalopatía; y lo que es más importante, una gama más amplia de enfermedades infecciosas, parainfecciosas, trastornos metabólicos y genéticos pueden afectar a los niños.

Es necesario rigurosas exploraciones clínicas, junto con extensas investigaciones y estudios empíricos, dadas las causas potencialmente mortales, por lo que a menudo se inician diferentes tratamientos simultáneamente en niños que presentan encefalopatía porque las características clínicas de estos trastornos se superponen y, en muchos casos, la causa no es evidente al principio.

Las convulsiones ocurren en la mayoría de las encefalopatías autoinmunes, indicativo de un proceso *encefalítico*, aunque esta evidencia clínica de inflamación del parénquima cerebral puede no siempre ir acompañado de alteraciones en LCR o cambios radiológicos.

La constelación de características adicionales, incluyendo la psicosis, trastornos del movimiento, disfunción autonómica y trastornos del sueño, junto con neuroimagen más específica y las características electrofisiológicas pueden indicar un trastorno mediado por anticuerpos.

La autoinmunidad del SNC, caracterizada por la presencia de anticuerpos que se unen a receptores cerebrales, canales iónicos, y proteínas relacionadas ahora también se reconoce cada vez más en niños. La encefalitis autoinmune de inicio en la niñez puede estar asociada con tumores, particularmente en niñas postpuberales con encefalitis por anticuerpos NMDAR aunque la mayoría de estas encefalitis se presumen tener un desencadenante postinfeccioso.

Recientemente, en un gran estudio de un único centro de 164 niños australianos que presentan encefalitis, 10% fueron identificados como de etiología autoinmune, una frecuencia que superó la de cualquier virus individual identificado (Pillai y col, 2015). Este hallazgo también se refleja en los resultados de un gran estudio multicéntrico de encefalitis en el Reino Unido de pacientes agudos y de encefalitis subaguda en adultos y niños que fueron atendidos en hospitales generales (Granerod y col, 2010), y en el proyecto de encefalitis de California, donde la frecuencia de encefalitis por anticuerpos NMDAR superó la de cualquier otra de las encefalitis virales identificadas (Gable y col, 2012).

Este descubrimiento, que varias formas de encefalitis resultan de anticuerpos neuronales, y responden a la inmunoterapia, ha supuesto un cambio de paradigma en el enfoque diagnóstico en cómo reconocer y tratar estas condiciones de forma temprana.

Son muchos los autoanticuerpos que se unen a antígenos neuronales que han sido descubiertos, y los test clínicos de estos anticuerpos se ha vuelto ampliamente disponible comercialmente. El papel que la detección de anticuerpos tiene en el diagnóstico de encefalitis autoinmune continúa evolucionando. La mayoría de los anticuerpos que se han descrito ocurren con mayor frecuencia en adultos y que puede relacionarse en el marco de la autoinmunidad o en respuesta a una neoplasia subyacente. Las etiologías paraneoplásicas son raras en niños.

Hay ensayos de anticuerpos disponibles comercialmente que han afirmado demostrar una asociación entre los síntomas neuropsiquiátricos en los niños y la presencia de estos autoanticuerpos, aunque el papel de estos anticuerpos en la patogenia de la enfermedad no ha sido probada.

Existente diferentes formas propuestas de encefalitis autoinmune en niños denominadas *Encefalitis pediátrica con síndrome neuropsiquiátrico agudo (PANS)* y *Trastornos neuropsiquiátricos autoinmunes asociados con infecciones estreptocócicas en pediatría (PANDAS)* se asocian con la aparición de síntomas, incluidos tics, trastorno obsesivo-compulsivo y múltiples síntomas psiquiátricos. Las pruebas de anticuerpos en estos pacientes son típicamente negativas, aunque se propuso que existe un vínculo entre los anticuerpos contra el receptor de dopamina D1, receptor de dopamina D2L, lisogangliósido GM1, tubulina y CaM quinasa II en estos trastornos.

En un estudio sueco de 53 individuos (40 de los cuales eran niños) que tenían pruebas previas para estos anticuerpos, los 13 de 13 individuos con PANDAS tuvieron un valor positivo, y 34 de 38 individuos que no cumplían con los criterios para PANDAS también tenían un valor positivo (100% de sensibilidad, 11% de especificidad). En el mismo estudio, 18 de 20 sujetos con PANS y 29 de 31 sin PANS tuvieron un valor positivo (90% de sensibilidad, 6% de especificidad). El sorprendentemente alto porcentaje de positividad en controles sanos en este estudio es alarmante y arroja serias dudas sobre la utilidad de esta prueba específica; idealmente, serían necesarios mayores ensayos clínicos controlados adicionales para replicar estos datos (Chang y col, 2015).

Otros anticuerpos contra antígenos no neuronales, como la tiroglobulina o anticuerpos de tiroperoxidasa, han sido implicados causando encefalitis autoinmune. Históricamente, esto ha sido denominado *encefalopatía de Hashimoto;* el término *encefalopatía con tiroiditis autoinmune sensible a los esteroides (SREAT)* se usa indistintamente. La patogenia es poco clara, a falta de criterios de diagnóstico, los síntomas clínicos asociados con este trastorno han llevado a dificultades para definirlo. Los síntomas asociados informados incluyen encefalopatía, convulsiones refractarias, estado epiléptico y deterioro cognitivo. La presencia de anticuerpos antitiroideos es un marcador de una predisposición a la autoinmunidad, y debe indicar a los médicos que busquen más rigurosamente la presencia de anticuerpos neurales patógenos específicos.

Esta entidad es rara en niños con evidencia limitada a reportes en niños de hasta 3 años de edad y pequeñas series de casos. Los resultados de las pruebas de anticuerpos deben interpretarse en el contexto clínico de cada paciente, ya que existen peligros claros al atribuir los síntomas clínicos a la presencia de un anticuerpo, especialmente anticuerpos tiroideos como etiología única de los síntomas neurológico presentes.

2.1. Anticuerpos del receptor de N-metil-D-aspartato

La encefalitis del receptor anti-N-metil-D-aspartato (anti-NMDA), es causada por anticuerpos que se dirigen a la subunidad NR1 del receptor de glutamato NMDA y es la causa conocida más común de encefalitis autoinmune en niños.

Alrededor del 40% de los casos informados ocurren en pacientes que tienen menos de 18 años de edad. Se ha informado en niños tan pequeños como hasta los 5 meses de edad. Las mujeres se ven afectadas de manera desproporcionada en comparación con varones, especialmente en mayores de 12 años.

En 2007, los ensayos en el Proyecto de Encefalitis de California fueron ampliados para incluir pruebas de anticuerpos anti-receptor de NMDA. En la población de pacientes menores de 30 años, los anticuerpos del receptor NMDA se identificaron con más frecuencia que los del virus del herpes simple, tipo 1 (HSV1), virus del Nilo occidental (WNV), y virus de la varicela zóster (VZV).

Los factores desencadenantes que contribuyen al desarrollo de IgG anti-receptor de NMDA siguen sin estar claros. En las series de casos publicadas, los síntomas constitucionales prodrómicos se informan retrospectivamente en 30 a 50% de los casos.

Los teratomas ováricos son raros en la población pediátrica y ocurren en 18 a 55%. Los tumores se identifican en menos del 10% de los niños menores de 12 años.

Hay autores que exponen un vínculo entre la encefalitis por HSV y otras infecciones virales del SNC y el posterior desarrollo de encefalitis autoinmune, siendo la IgG anti-receptor NMDA el anticuerpo detectado más común.

Después de la infección HSV primaria, los niños pueden presentar una enfermedad bifásica semanas o meses después, caracterizada por un trastorno del movimiento florido, pero con reacción en cadena de la polimerasa (PCR) para HSV en LCR negativo y resonancia magnética cerebral sin hallazgos. Esta recaída neurológica se ha asociado fuertemente con los anticuerpos NMDAR. La autorreactividad del SNC post-HSV se extiende para incluir el receptor de dopamina-2 (D2R) y un rango de otras superficies neuronales detectadas,

En los numerosos casos de encefalitis HSV recidivante, se encontró beneficio cuando la inmunoterapia empleada fue de intensidad y duración adecuadas, junto con el beneficio de optimizar el potencial en la rehabilitación neurológica, aunque los resultados finales es probable que se confundan por las secuelas de la encefalitis infecciosa inicial.

Los niños son más propensos a presentar convulsiones o trastornos del movimiento en comparación con los adultos, que es más probable que tengan una presentación psiquiátrica.

Los movimientos anormales incluyen discinesias orofaciales, movimientos coreoatetoides, distonía, y otros movimientos repetitivos o estereotipados. También se producen déficits neurológicos focales atípicos más comúnmente en niños, incluyendo ataxia y debilidad focal.

Los síntomas psiquiátricos en los niños más pequeños pueden también ser más sutiles, manifestándose como berrinches, habla reducida o irritabilidad. La regresión del desarrollo también ha sido descrita, así como la inestabilidad autonómica, incluyendo taquicardia, hipertermia e hipertensión, se informan en la mayoría de casos en algún momento del curso clínico.

Los estudios electroencefalográficos (EEG) son anormales en más del 90% de los niños en la presentación, el enlentecimiento generalizado en EEG es la anormalidad reportada más común. Otras anomalías incluyen enlentecimiento focal, actividad epileptiforme focal o cepillo delta extremo.

El LCR muestra pleocitosis linfocítica en 45 a 87% de los niños. La presencia de las bandas oligoclonales en el LCR se probaron con menos frecuencia, pero estuvo presente en 50 a 83% de los niños. Las anomalías en la resonancia magnética fueron menos frecuentes, ocurriendo en 31 a 45% de los niños.

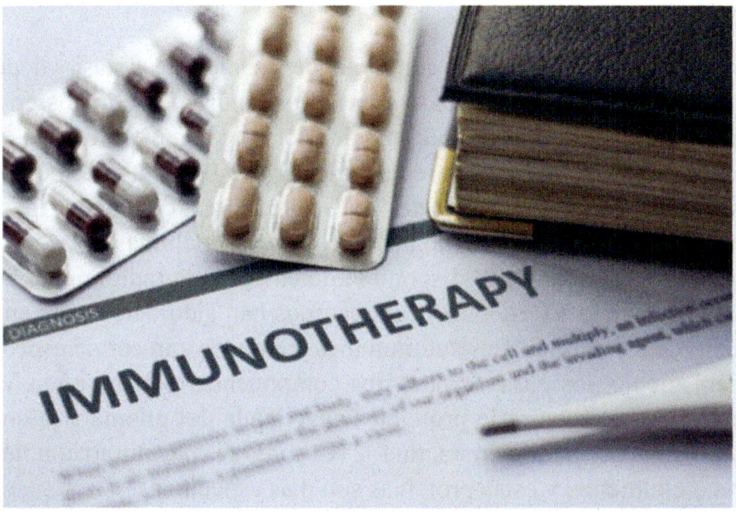

El tratamiento de primera línea generalmente consiste en la administración intravenosa (IV) de esteroides, inmunoglobulina IV (IGIV) o plasmaféresis. Aproximadamente la mitad de los pacientes pediátricos tienen una respuesta subóptima a tratamientos de primera línea y requieren tratamientos adicionales.

Las inmunoterapias adicionales con uso informado en niños con encefalitis anti-receptor NMDA incluyen ciclofosfamida y rituximab, aunque faltan estudios comparativos y más datos prospectivos de los resultados integrales. Las muertes son raras, pero también han sido reportadas.

La recuperación completa se estima en 29 a 60% de los casos, con variables como el tiempo desde el inicio de la enfermedad hasta el inicio de la inmunoterapia, se cree que la inmunoterapia y la edad juegan un papel importante.

El tiempo desde el tratamiento con inmunoterapia hasta la recuperación máxima es variable, informado hasta 12 meses, con hospitalizaciones que a menudo se prolongan. Las tasas de recaída se informan en aproximadamente el 25% de los casos.

Los trastornos neuropsiquiátricos en el curso de la enfermedad son comunes, con déficits reportados en el área verbal y memoria visual, memoria de trabajo, atención, velocidad de procesamiento, funcionamiento ejecutivo y cognición social. Estos los déficits continuos pueden ser leves, pero afectan la calidad de vida del niño, así como en las relaciones sociales y en el rendimiento académico.

2.2. Anticuerpos contra el complejo de canales de potasio dependientes de voltaje: LGI1 y CASPR2

Los anticuerpos contra el complejo de canales de potasio dependiente de voltaje (VGKC) se han asociado con varios síndromes clínicos en adultos, incluyendo encefalitis límbica, síndrome de Morvan y el síndrome de Isaac. Han sido identificados en niños que presentan una variedad de síntomas neurológicos, incluyendo tics motores, regresión del desarrollo, corea, convulsiones, síntomas autonómicos, ADEM, disartria, ataxia cerebelosa y mioclonías.

Con el uso ampliamente disponible de ensayos de radioinmunoprecipitación para el complejo VGKC, estos anticuerpos han sido detectados en niños y adultos con otras enfermedades autoinmunes y parecen carecer de especificidad. Más recientemente, los ensayos para dos componentes del complejo VGKC—anticuerpos dirigidos contra la proteína 1 inactivada del glioma rica en leucina (LGI1) y proteína asociada a contactina- 2 (Caspr2) se encuentran también disponibles comercialmente, y estas proteínas son más específicas.

Los casos publicados de positividad anti-LGI1 y anti-Caspr2 en niños son escasos. La mayor serie de casos publicada de niños con positividad de anticuerpos del complejo VGKC incluyen 39 niños. Se encontraron títulos altos de anticuerpos (< 400 pM) sólo entre los pacientes con etiologías inflamatorias (encefalopatía, síndromes desmielinizantes adquiridos, síndrome opsoclonus–mioclono y síndrome de Guillain-Barré. Se observaron títulos más bajos del complejo VGKC en los síndromes neurológicos inflamatorios y no inflamatorios.

Dada la amplia gama de fenotipos poco específicos del complejo VGKC se sugirió que dicho marcador se relaciona con inflamación neuronal.

A diferencia de la encefalitis anti-receptor de NMDA, los anticuerpos contra el complejo VGKC no se han asociado con una neoplasia subyacente en niños. Los artículos sobre LGI1 y Caspr2 son igualmente poco común en los niños.

Dada la rareza de la positividad en los niños, existe una falta de evidencia en cuanto a las opciones de tratamiento. Las inmunoterapias empleadas son similares a las utilizadas en los casos de encefalitis anti-receptor NMDA.

2.3. Anticuerpos contra la descarboxilasa-65 del ácido glutámico

El ácido glutámico descarboxilasa-65 (GAD65) es un enzima involucrado en la síntesis de ácido gamma-aminobutírico (GABA) y se expresa en varios tipos de células en el cuerpo, incluyendo neuronas GABA-érgicas y células B pancreáticas. Estos anticuerpos presentan dianas intracelulares y se han asociado con diabetes tipo I, tiroiditis autoinmune y anemia perniciosa.

Los síndromes neurológicos asociados con anticuerpos GAD65 son amplios, incluida la encefalitis límbica, síndrome de persona rígida y síndrome de degeneración cerebelosa.

Los casos en niños son raros. Un caso incluye a un adolescente femenino con encefalitis límbica y epilepsia refractaria en el contexto de la inmunodeficiencia común variable y positividad a GAD65. Una pequeña serie de casos de niños con encefalitis límbica también identificó a varios niños con positividad a GAD65.

Tanto GAD65 como la anfifisina se expresan en la región presináptica terminal y son importantes para la síntesis de GABA (GAD65) y en el reciclaje de vesículas sinápticas (anfifisina). Los anticuerpos anfifisina están asociados en adultos con carcinoma de pulmón de células pequeñas y cáncer de mama, generalmente con síndrome de persona rígida, mielopatía y mioclonías, encefalomielitis o neuronopatía sensorial pero no se han informado en niños.

La presentación neurológica más frecuente con anticuerpos contra GAD65 es el *síndrome de persona rígida*. Aunque no se pensó inicialmente que sean directamente patógenos, estos anticuerpos son un marcador útil para dicho síndrome, así como para epilepsia inmunomediada, degeneración cerebelosa y encefalitis límbica en adultos, también se han identificado en niños con encefalitis límbica y convulsiones refractarias.

2.4. Otras encefalitis límbicas infantiles mediadas con anticuerpos

Se han identificado otros tres anticuerpos de superficie de células neuronales, receptor de ácido B gaminobutíricos (GABA-B), receptor de ácido 3-hidroxi-5-metil-4-isoxazolpropiónico (AMPAR) y receptores metabotrópicos de glutamato (mGluR), asociados a diferentes niños con encefalitis límbica.

Pacientes adultos con anticuerpos contra GABA-B frecuentemente se presentan como encefalitis límbica paraneoplásico con fuerte asociación con malignidad de pulmón de células pequeñas, aunque alrededor de la mitad de los pacientes tienen un síndrome no paraneoplásico y muestran mejoría completa o parcial después de la inmunoterapia.

Estos anticuerpos GABA-B se ven típicamente en pacientes adultos con una mediana de edad de 60 años, pero se informaron en un niño de 16 años presentando encefalitis límbica, quien se recuperó por completo después del tratamiento con esteroides, inmonoglobulinas intravenosas y plasmaféresis, y más recientemente en un niño de 3 años con evolución agresiva de movimientos mixtos (opsoclono, ataxia y corea) y convulsiones refractarias que finalmente murió de sepsis severa mientras recibía inmunoterapia.

Se han notificado anticuerpos AMPAR en pacientes adultos, más comúnmente en mujeres con encefalitis límbica recurrente asociados a diferentes tumores, que responden bien al tratamiento de los tumores e inmunoterapia. Aunque no hay casos pediátricos de AMPAR se han reportado anticuerpos asociados con encefalitis límbica, como el caso de una niña de 12 años que recientemente ha sido diagnosticado retrospectivamente después de un curso clínico prolongado de encefalitis límbica no paraneoplásico recidivante pero autolimitado con su primer episodio a los 2 años de edad.

Se han publicado otros casos de dichos anticuerpos contra subunidades AMPAR (GluR3) en pacientes pediátricos con encefalitis de Rasmussen, como el caso en un estudio reciente donde los anticuerpos a AMPAR (GluR2/3) están presentes, pero sólo en 2 de más de 50 niños con encefalitis de Rasmussen.

Los anticuerpos contra mGluR se encuentran en pacientes con linfoma de Hodgkin. El anticuerpo mGluR1 se ve en pacientes con ataxia cerebelosa mientras que el anticuerpo mGluR5 está fuertemente asociado con encefalitis límbica que, cuando se ve en asociación con el linfoma de Hodgkin, se denomina *síndrome de Ofelia*. Estos pacientes son a menudo jóvenes, responden a la resección del tumor y a la inmunoterapia y existen presentaciones pediátricas publicadas.

2.5. Síndromes paraneoplásicos en niños

Muchos anticuerpos antineuronales se aíslan en adultos que presentan una neoplasia subyacente. La mayoría de los cánceres asociados identificados en adultos raramente ocurren en niños. Como se describió anteriormente, los anticuerpos del receptor NMDA se encuentran en personas con teratoma ovárico, y son la causa más común de encefalitis paraneoplásica en niños.

La detección de un cáncer es más común en niños mayores que en los más jóvenes, es decir en edad prepuberal. Otros anticuerpos paraneoplásicos se notifican con menos frecuencia en niños, y con diferentes malignidades asociadas que en los adultos. Entre estos se encuentran los anticuerpos nucleares antineuronales, tipo 1 (ANNA-1, anti-Hu). En adultos, estos anticuerpos son típicamente asociados con carcinoma de células pequeñas en adultos, pero en niños, ANNA-1 se asocia con neuroblastoma o ganglioneuroblastoma. Los niños pueden presentar síndrome opsoclonus–mioclono, molestias gastrointestinales o epilepsia focal.

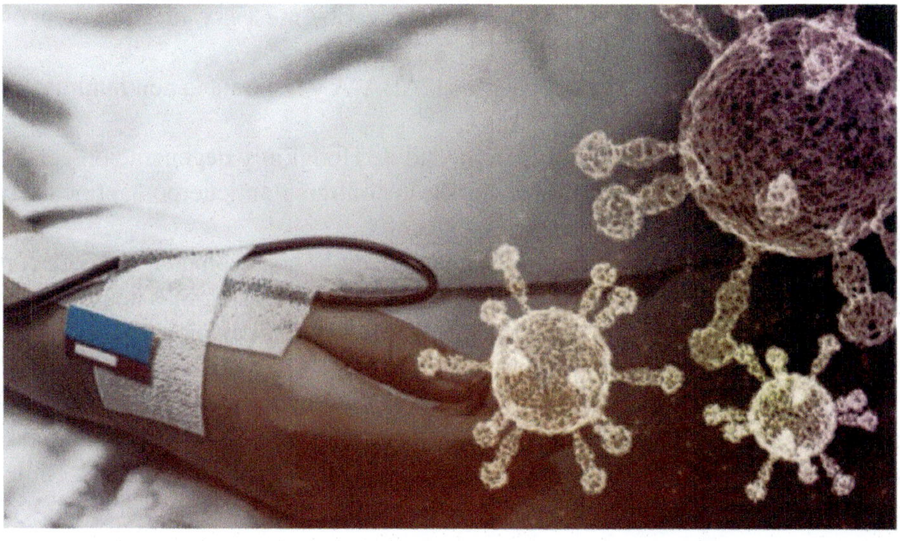

El linfoma de Hodgkin se ha asociado con degeneración cerebelosa y encefalitis límbica de causa paraneoplásica, con varios anticuerpos neuronales asociados diferentes. En dos casos publicados de niños, un niño de 10 años y un niño de 11 años, con degeneración cerebelosa y enfermedad de Hodgkin, se encontraron la presencia de anticuerpos PCA-Tr, y en ambos, a pesar del tratamiento con quimioterapia y radioterapia para el tratamiento del cáncer subyacente, los síntomas neurológicos persistieron, mientras que el tratamiento con inmunoterapia resultó en una mejoría posterior en los síntomas neurológicos.

Se publicó una serie de casos de 28 pacientes con anticuerpos PCA-Tr y con síndrome de degeneración cerebelosa que incluyó pacientes jóvenes de 14 años (mediana de edad: 61 años) se encontró en 25 de estos pacientes presentaban enfermedad de Hodgkin. Otro caso publicado de un joven de 15 años que presentaba encefalitis límbica y se diagnosticó de linfoma de Hodgkin, donde los síntomas neurológicos mejoraron después de la radioterapia. La prueba serológica fue positiva para anticuerpos GluR-5.

Otro varón de 17 años que presentó encefalopatía y encefalitis límbica tenía linfoma de Hodgkin, en las pruebas de anticuerpos antineuronales realizadas se reveló la presencia de anticuerpos anti HMG-box (SOX1) relacionado con anticuerpos SRY. Más tarde en su curso, los anticuerpos PCA-2 fueron detectados. Fue tratado con inmunoterapia a largo plazo manteniendo los déficits neurológicos crónicos.

Una mujer de 16 años con linfoma de Hodgkin que 10 meses antes del diagnóstico desarrolló encefalopatía durante varios meses, y luego comenzó a tener convulsiones.

Se encontró que tenía anticuerpos GABA-A y fue tratada con inmunoterapia con mejoría gradual.

Otros casos de niños con enfermedad de Hodgkin y degeneración cerebelosa paraneoplásica se han informado sin encontrarse anticuerpos antineuronal conocido o con anticuerpos aún no clasificados.

Hay un solo informe de caso de un joven de 17 años con metástasis de condroblastoma con positividad para PCA-2 y CRMP-5. Los síntomas neurológicos, los datos de RM y los resultados del LCR no mostraron alteraciones. Este caso, y otros casos en adultos y niños donde destaca la importancia de la positividad multianticuerpo en la asociación predictiva de malignidad. También es importante considerar la edad del niño y cuánto más lejos esté de la pubertad, donde tiende a ser, en general, más similar al patrón clásico adulto en cuanto al fenotipo clínico y al perfil de anticuerpos.

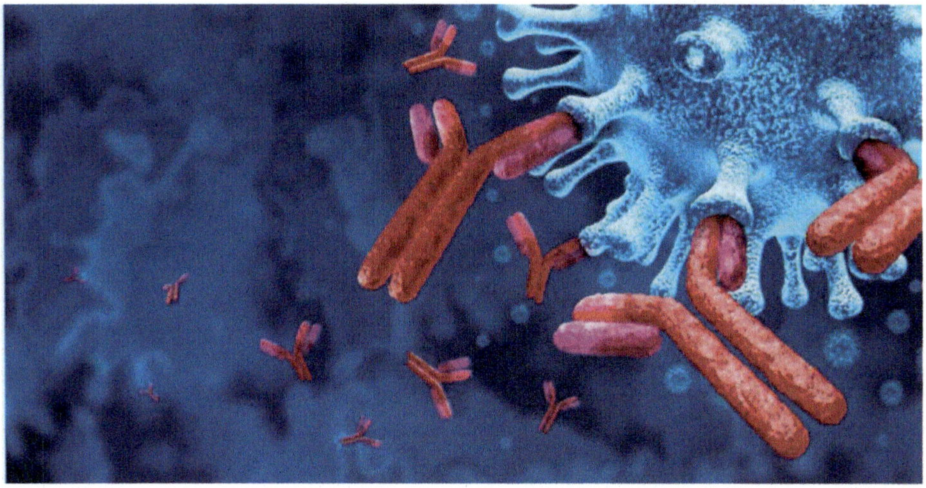

Los anticuerpos anti-Hu (ANNA-1) son los anticuerpos paraneoplásicos más comunes y están fuertemente asociados con cáncer de pulmón de células pequeñas, con pacientes que desarrollan típicamente neuronopatía sensorial, degeneración cerebelosa o encefalitis límbica, generalmente con síntomas adicionales de extensa encefalitis multifocal.

Los anticuerpos anti-Hu son poco comunes en los niños y, en un estudio reciente, solo 8 de 251 (3%) pacientes eran menos de 18 años y se identificaron a partir de Centro de Referencia Francés de síndromes paraneoplásicos. Dos de esos ocho niños (25%) tenían un neuroblastoma, presentando clínicamente como síndrome opsoclonus-mioclonus en comparación con los 243 pacientes adultos que tenían todos síndromes paraneoplásicos clásicos. Los otros seis niños presentaron encefalitis límbica que no estaba asociado con un tumor. Los seis pacientes recibieron fármacos antiepilépticos e inmunoterapia, pero el manejo de la epilepsia fue difícil.

Los anticuerpos anti-MA2 (anti-Ta), típicamente asociados con cáncer testicular en hombres jóvenes con encefalitis límbica y del tronco encefálico, se han identificado en una niña de 14 años con encefalopatía grave, convulsiones y estado distónico en ausencia de un tumor, así como en dos niños con síndrome cerebeloso progresivo asociado con tumores malignos y con positividad a anti-Yo (PCA-1 y los anticuerpos anti-Tr.

Los anticuerpos anti-CRMP5/CV2 y anticuerpos anti-Ri (ANNA-2) no han sido reportados en niños.

3. ENCEFALOMIELITIS DISEMINADA AGUDA ADEM

Se define la *encefalomielitis diseminada aguda* (ADEM) por el *Grupo de Estudio Internacional de Esclerosis Múltiple Pediátrica* como primer evento polifocal clínico del SNC con presunta causa inflamatoria desmielinizante, la presencia de encefalopatía que no se explica por la presencia de fiebre. En la fase aguda, los primeros 3 meses, se asocia con cambios en la resonancia magnética descritas como lesiones grandes, difusas y mal delimitadas que involucran predominantemente a la sustancia blanca cerebral.

No deben presentarse nuevos síntomas clínicos o cambios en la resonancia magnética después de 3 meses desde el inicio.

El ADEM es más común en niños y típicamente sigue a un proceso infeccioso o, rara vez, a la vacunación. La patogenia sigue sin estar clara, y clásicamente, no se conocen autoanticuerpos asociados.

Los síntomas informados en los niños son variables. El espectro de la encefalopatía varía desde cambios leves de comportamiento hasta letargo y coma. Entre la amplia gama de casos publicados, los síntomas neurológicos son ataxia, debilidad, trastornos del movimiento, oftalmoplejía, pérdida de visión y disfunción autonómica.

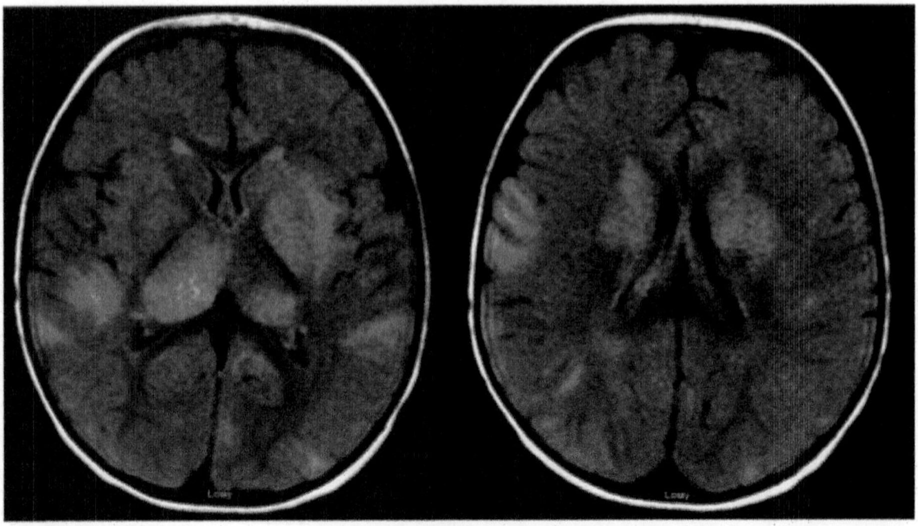

Niño de 10 meses con diagnóstico de encefalopatía diseminada aguda de aparición tras 1 semana de cuadro vírico.

La resonancia magnética típicamente muestra lesiones T2 hiperintensas dentro de la sustancia blanca cerebral subcortical y central, en el tronco del encéfalo, cerebelo y médula espinal. Las estructuras grises profundas pueden también participar.

No existen ensayos prospectivos de tratamiento de ADEM en niños. Los tratamientos agudos informados incluyen corticoesteroides intravenosos, inmunoglobulinas y plasmaféresis. En los casos de encefalopatía severa con edema cerebral, se ha realizado craniectomía descompresiva.

Dado que los criterios de diagnóstico son heterogéneos entre centros, es algo que limita el conocimiento sobre los resultados a largo plazo en niños con ADEM. Aunque la mayoría de los niños parecen carecer de secuelas a largo plazo, algunos niños sufren problemas neurocognitivos mantenidos.

En un subgrupo de niños que presentaron síntomas clínicos desmielinizantes, se ha encontrado que los ataques tienen anticuerpos que se unen a la glicoproteína de oligodendrocitos de mielina (MOG). En una cohorte de 19 niños con ADEM y 28 con síndrome clínicamente aislado se encontró que 19 (40%) tenían anticuerpos anti-MOG. Ninguno de los controles tenía detectados anticuerpos anti-MOG.

En un estudio que comparó 19 niños con ADEM y anticuerpos anti-MOG con 14 niños con ADEM sin los anticuerpos, los resultados mostraron que los niños en el grupo seropositivo era más probable que tengan ataques desmielinizantes adicionales, así como lesiones bilaterales sin límites claros y ausencia de dos o más características atípicas de resonancia magnética con una distribución generalizada de las lesiones en la RM. Los cambios en la resonancia magnética tenían más probabilidades de ser transitorios en el grupo seropositivo, con más sujetos con anomalías residuales en la RM durante el seguimiento de neuroimagen en el grupo seronegativos.

4. TRASTORNO DEL ESPECTRO DE NEUROMIELITIS ÓPTICA

El trastorno del espectro de la neuromielitis óptica (NMOSD, por sus siglas en inglés) es una enfermedad neurológica autoinmune que causa desmielinización dentro del SNC, afectando más notablemente a la médula espinal y nervios ópticos. Se asocia con episodios recurrentes de mielitis transversa longitudinalmente extensa (LETM), que se extiende tres o más segmentos vertebrales y neuritis óptica.

En 2004, se descubrió un autoanticuerpo contra la acuaporina-4 (AQP4) en pacientes con diagnóstico clínico de NMOSD. Los anticuerpos AQP4 detectados en el suero de pacientes con LETM y neuritis óptica se ha visto que es predictivo de recurrencia.

Se desconoce la incidencia en niños, pero entre el 4 y 10% de los casos ocurren antes de los 18 años. En una serie de 58 niños seropositivos, las edades oscilaron entre 4 y 18 años (promedio de 12 años), y el 73% eran no caucásicos.

La mayor parte de la literatura existente sobre NMOSD pediátrico viene de varias series de casos. Durante el curso de la enfermedad, los episodios de neuritis óptica ocurrieron en el 83% de los sujetos y mielitis transversa en el 78% de los casos. Los síntomas cerebrales, definidos como encefalopatía, oftalmoparesia, ataxia, convulsiones, vómitos intratables, o hipo, se produjeron en el 45%.

Las anomalías en las imágenes del cerebro también eran comunes, demostrando imágenes anormales en 68%. La detección de anticuerpos se produjo en la mayoría de los sujetos Así como el diagnóstico de enfermedades autoinmunes concurrentes, incluidas las sistémicas como lupus eritematoso, síndrome de Sjögren, artritis reumatoide juvenil y enfermedad de Graves fueron comunes.

Después una mediana de tiempo de seguimiento de 12 meses, el 93% de los sujetos tuvieron recurrencia de la enfermedad. En el momento de su último seguimiento, el 90% tenía discapacidad residual con una mediana en la escala EDSS (escala de estado de discapacidad ampliada) con una puntuación de 4,0 a los 12 meses.

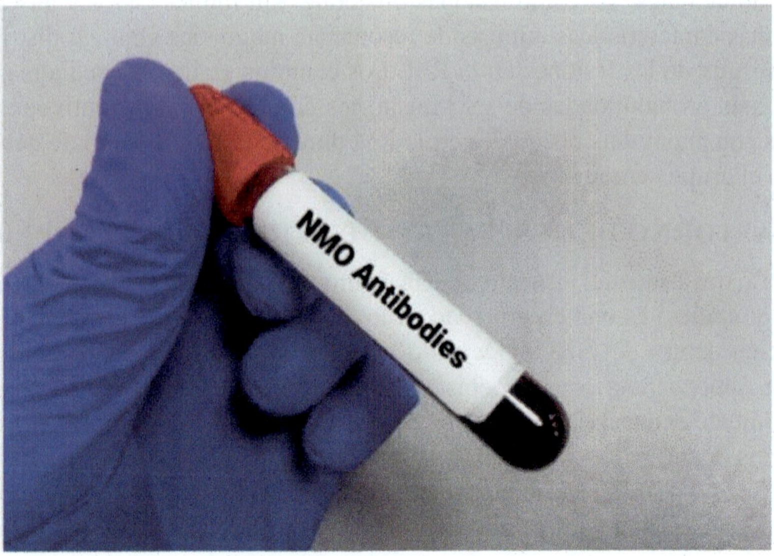

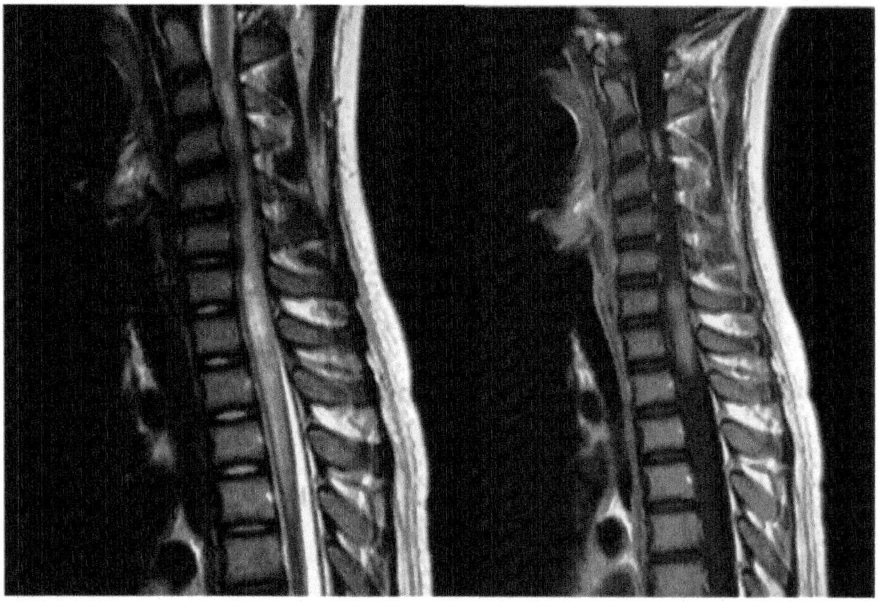

Niño de 12 años con mielitis longitudinalmente extensa y positividad a anticuerpos NMO.

Los hallazgos iniciales de la resonancia magnética cerebral pueden ser consistentes con esclerosis múltiple en el 25% de los pacientes y similares a ADEM en un pequeño porcentaje de pacientes. En una cohorte de 87 niños con enfermedad desmielinizante del SNC se detectaron anticuerpos NMO en el 47% (8/17) con un diagnóstico clínico de NMO, en 20% (1/5) con diagnóstico de neuritis óptica recidivante y en 1 niño con LETM recurrente. En cambio, no se detectaron anticuerpos NMO-IgG en 41 niños con esclerosis múltiple remitente-recurrente, en 8 con neuritis óptica monofásica, en 9 con LETM, y en 3 con ADEM más LETM.

Los criterios de diagnóstico originales se han actualizado varias veces, más recientemente en 2015. Estos fueron aplicados a niños y se estudió en la Red de Centros Pediátricos de EM de EE. UU. En 2016. De 37 niños que fueron estudiados, 28 tenían LETM en su resonancia magnética inicial. La prueba de suero para NMO-IgG fue positiva en 60% (21/35) de los examinados, y la prueba de LCR fue positiva en el 50% (7/14) de los evaluados (24 de 37 tuvieron una prueba positiva). De estos 24 pacientes seropositivos, el 79 % dieron positivo en la prueba inicial, el 17 % dio positivo en la segunda prueba, y el 4% en la tercera prueba (39 meses después del inicio de la enfermedad).

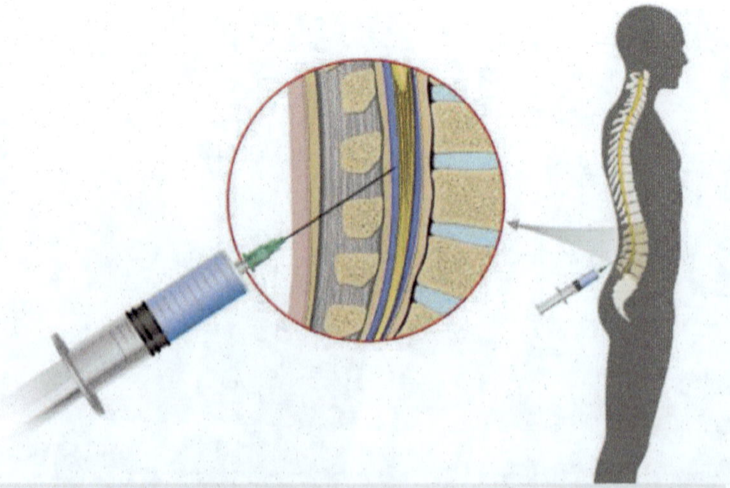

Al inicio de las pruebas se mostró que, de los pacientes seropositivos, el 57% dio positivo dentro de los 12 meses del inicio de la enfermedad, 13% a los 12 a 23 meses, 13% a los 24 a 35 meses, y 17% a más de 36 meses después del comienzo de la enfermedad. En esta cohorte, las bandas oligoclonales fueron positivas en el LCR del 31% de los pacientes evaluados.

Los tratamientos agudos incluyen esteroides intravenosos, plasmaféresis e inmunoglobulinas intravenosas. También se ha informado el uso de ciclofosfamida. El tratamiento a largo plazo consiste típicamente en esteroides, micofenolato mofetilo, azatioprina y rituximab. Hasta la fecha, no ha habido ensayos controlados que evalúan la efectividad de estos tratamientos de inmunoterapias en niños.

Los resultados a largo plazo para NMO de inicio pediátrico son en gran parte desconocidos. En los 12 pacientes en edad pediátrica con NMO que fueron seguidos durante una media de 19,3 años, la mediana del intervalo desde el inicio de la enfermedad hasta que el EDSS obtuvo una puntuación de 4 fue de 20,7 años. Esto corresponde a un tiempo más largo que el grupo de los adultos. La mayoría de los niños permanecen con una discapacidad residual después de un brote clínico.

Se han aislado anticuerpos contra MOG de un subconjunto de pacientes con neuritis óptica, LETM y NMOSD. Por lo que parece haber una superposición clínica sustancial entre el curso clínico de pacientes con espectro NMO y positividad anti-MOG.

Algunas diferencias incluyen una tendencia hacia una edad más joven de inicio en las presentaciones anti-MOG, con una participación más frecuente del cono y estructuras grises profundas en imágenes en el grupo anti-MOG, y aparentemente mejores resultados a los 2 años en anti-MOG.

En una serie pequeña, que incluye 8 niños con espectro NMO clínicamente definido: 2 fueron seropositivos para AQP4-IgG y negativo para MOG-IgG; 3 fueron seronegativos para ambos y 3 fueron seronegativos para AQP4-IgG y MOG-IgG positivo.

El papel que juega la presencia de anticuerpos anti-MOG en el manejo y en los resultados clínicos sigue sin estar claro, y se anticipa que se identificará un número creciente de casos positivos para MOG a medida que las pruebas para este anticuerpo estén más disponibles.

5. VASCULITIS DEL SISTEMA NERVIOSO CENTRAL

La *vasculitis primaria* del SNC en niños se define como una vasculopatía inflamatoria que afecta únicamente a vasos medianos o grandes dentro del SNC.

Determinadas enfermedades que causan una vasculopatía sistémica, como la drepanocitosis, síndrome de Sjögren o lupus eritematoso sistémico, están

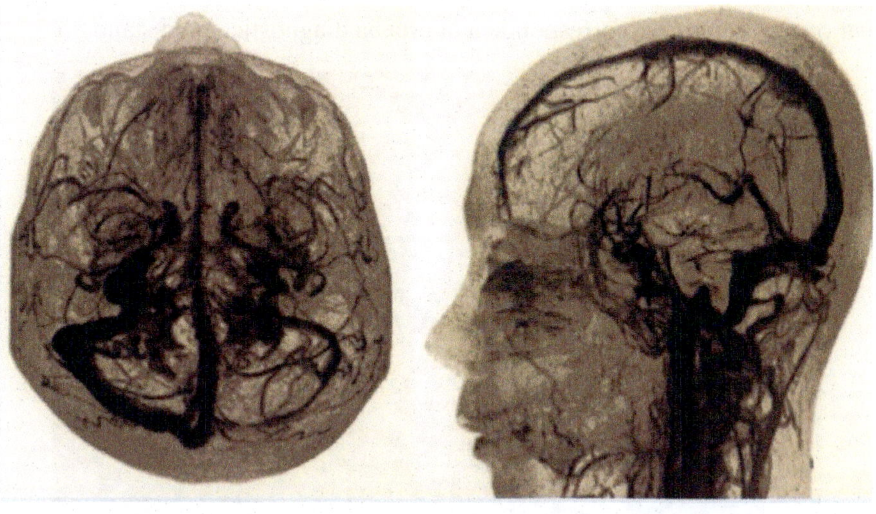

Se desconoce la incidencia de vasculitis primaria SNC. Se han reportado casos en niños menores de 1 año y hay una prevalencia ligeramente mayor en los varones.

excluidos de esta definición, y debe llevarse a cabo una descripción detallada para descartar estos problemas sistémicos.

La mayoría de las series de casos utilizan la angiografía cerebral convencional como el gold standard para el diagnóstico de vasculitis en los vasos del SNC.

Las presentaciones son variables, pero la mayoría de las presentaciones clínicas más comunes informadas son paresia de inicio agudo y déficits sensoriales. Los cambios en la resonancia magnética pueden ser bilaterales y multifocales, pero típicamente son unilaterales y monofocales. El tratamiento se centra en los antitrombóticos. Los bloqueadores de los canales de calcio pueden utilizarse cuando exista alto riesgo de vasoespasmo.

A diferencia de otros procesos inflamatorios que afectan el SNC, el estado de ánimo o los cambios de personalidad son poco frecuentes en la población pediátrica. Los dolores de cabeza ocurren en la mayoría de los pacientes.

Las presentaciones clínicas se clasifican además como progresivas o no progresivas: los pacientes con enfermedad progresiva son más propensos a tener disfunción neurocognitiva en la presentación.

La inflamación que afecta a los vasos pequeños dentro del SNC es denominada *vasculitis de vasos pequeños* por tanto las técnicas de imágenes de vasos convencionales son normales. La biopsia cerebral muestra inflamación perivascular o angiocéntrica y corresponde a la prueba diagnóstica gold standard.

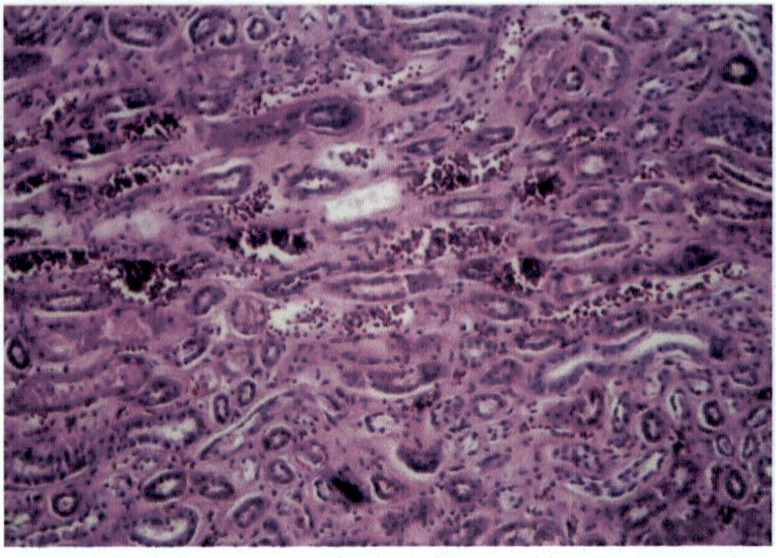

Las presentaciones informadas han incluido enfermedades similares a la gripe con fiebre, convulsiones focales, déficits neurológicos focales y dolor de cabeza. Los marcadores inflamatorios sistémicos pueden estar elevados, así como los reactivos de fase aguda como el recuento de plaquetas, ferritina y complemento. El análisis del LCR puede revelar signos inespecíficos de inflamación y presiones de apertura elevadas.

Los tratamientos agudos consisten en la administración de antitrombóticos y dosis altas de metilprednisolona o prednisona. En casos severos, se ha utilizado también la inmunoterapia adicional como la dosificación por pulsos de ciclofosfamida. A largo plazo la inmunosupresión puede ser necesaria para la prevención de recaídas. Tanto prednisona o metilprednisolona se usa también a largo plazo, así como los agentes ahorradores de esteroides como azatioprina y micofenolato mofetilo.

6. ENCEFALITIS DE RASMUSSEN

La encefalitis de Rasmussen se caracteriza por convulsiones focales que son progresivas y refractarias, junto a una encefalopatía progresiva y hemiatrofia progresiva del cerebro.

La edad de inicio es a los 6 años, aunque hay casos de inicio en edades más avanzadas niños y en adultos. Es imperativo comprobar la presencia de autoanticuerpos que se sabe que están asociados con *epilepsia autoinmune* para diferenciar estos casos de la encefalitis de Rasmussen de forma temprana en el curso de la enfermedad, ya que el enfoque del tratamiento y el pronóstico pueden ser bastante diferentes.

Los niños pueden presentar una epilepsia focal prodrómica y hemiparesia leve. Existe una forma más fulminante de la enfermedad, que a menudo incluye epilepsia parcial continua (EPC) y hemiparesia. Esta fase suele durar de 4 a 8 meses. Durante este período, hay deterioro cognitivo, así como otros déficits neurológicos. La mayoría de los pacientes continúan teniendo una descripción detallada de forma persistente con déficits neurológicos crónicos.

La resonancia magnética demuestra atrofia hemisférica temprana seguida de diseminación progresiva de hiperintensidad T2 anormal dentro de la sustancia blanca del hemisferio afectado.

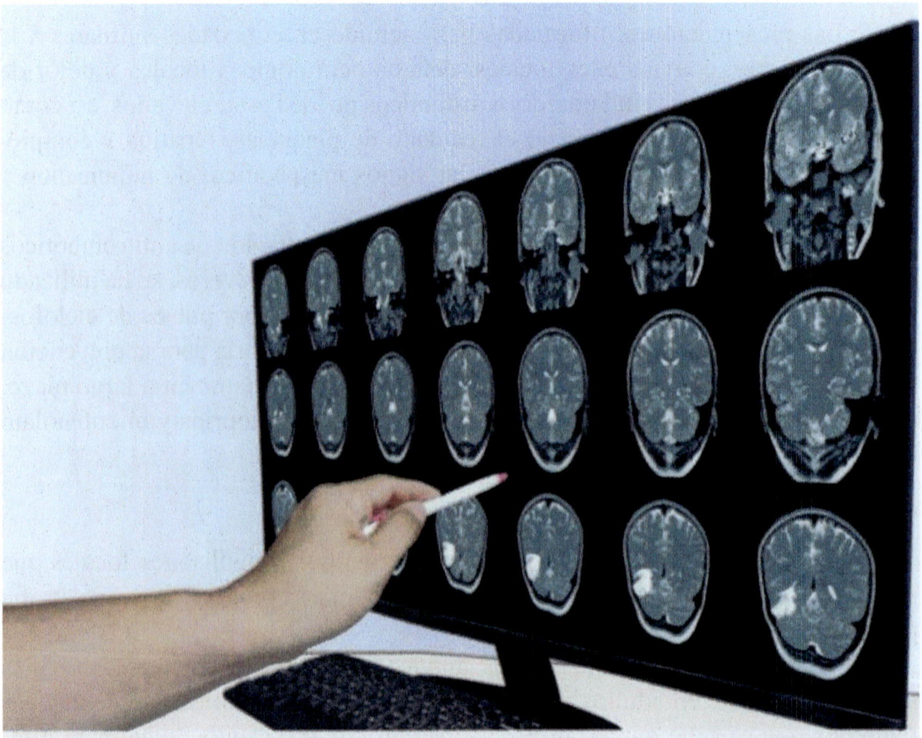

La fisiopatología de la encefalitis de Rasmussen permanece desconocida hasta la fecha. Se producen infiltraciones de células linfocíticas perivascular (predominio de células T), astrogliosis reactiva, y se describen nódulos gliales en la sustancia gris y blanca en la fase inflamatoria de la enfermedad. Eventualmente, hay desaparición de células inflamatorias, y la histología muestra pérdida neuronal.

Hay casos publicados con positividad del anticuerpo del receptor de glutamato (mGluR3) en algunos pacientes, aunque esto carece de especificidad, dado que no se ha determinado un mecanismo patogénico para estos anticuerpos. Aparte de una respuesta humoral subyacente como posible mecanismo subyacente, otras hipótesis incluyen un proceso de células T citotóxicas o una encefalopatía epiléptica progresiva.

El tratamiento con inmunoterapia parece tener algún beneficio transitorio en la frecuencia de las convulsiones y en progresión de la enfermedad, aunque la evidencia sobre la alteración en el curso de la enfermedad es deficiente. El tratamiento fundamental continúa siendo la hemisferotomía funcional, que ha se ha demostrado que tiene beneficios en la calidad de vida de los pacientes.

7. TRASTORNOS AUTOINMUNITARIOS DE NERVIOS PERIFÉRICOS Y UNIÓN NEUROMUSCULAR

7.1. Polineuropatía desmielinizante inflamatoria aguda

La polineuropatía desmielinizante inflamatoria aguda (AIDP), es la variante desmielinizante de GBS (síndrome Guillain Barré), generalmente es causada por desmielinización en el sistema nervioso periférico resultante en paraparesia flácida aguda, típicamente en un patrón ascendente.

Muchos niños tienen un antecedente al cuadro de infección respiratoria superior o infección gastrointestinal. A nivel mundial, Campylobacter es el patógeno más comúnmente detectado que precede a la AIDP. Otras infecciones notificadas incluyen citomegalovirus, virus de Epstein-Barr, neumonía por micoplasma, VIH e influenza. También se ha descrito después de inmunizaciones, traumatismos, y trasplante de médula ósea.

La mayoría de los niños afectados experimentan neuropatía dolorosa, pérdida de la deambulación y disfunción autonómica. Otros síntomas, como la disfunción de los nervios craneales, debilidad del brazo, y el compromiso respiratorio son menos comunes. Los síntomas también pueden incluir hipotensión ortostática, dismotilidad intestinal, arritmia cardíaca, disfunción de la vejiga, y patrones anormales de sudoración.

Los hallazgos más frecuentes en los exámenes clínicos consisten en debilidad muscular, arreflexia y alteraciones de la marcha. La pérdida sensorial es atípica. Los síntomas sensoriales tienden a ser síntomas positivos como parestesias y dolor, en lugar de entumecimiento o pérdida de sensibilidad.

El nadir de la gravedad sintomática se alcanza típicamente en 2 a 4 semanas. Se han descrito otras varias variantes menos comunes de GBS donde se incluyen la neuropatía axonal motora aguda, neuropatía sensitivomotora aguda axonal y síndrome de Miller-Fisher. Este último se caracteriza por la presencia de ataxia, oftalmoplejía y debilidad muscular con arreflexia y los anticuerpos GQ1b están presentes en la mayoría de los adultos con la Variante Miller-Fisher. La prevalencia en niños no ha sido establecida.

Además de los hallazgos de la exploración, el análisis del LCR, resonancia magnética y electromiografía puede ayudar en el diagnóstico. El análisis de líquido cefalorraquídeo demuestra disociación albuminocitológica. Este hallazgo puede estar ausente en las primeras 1 a 2 semanas. En el electrodiagnóstico las anomalías son similares a las que se observan en los adultos, pero puede estar presente antes en el proceso de la enfermedad en los niños. La resonancia magnética puede demostrar realce de las raíces nerviosas y de cauda equina después de la administración de gadolinio.

Otras condiciones neurológicas como botulismo, mielitis transversa, neuropatías tóxico-metabólicas, parálisis por picadura de garrapata y miastenia gravis pueden presentarse de manera similar al AIDP.

La AIDP se considera una emergencia médica, ya que la participación de los músculos respiratorios puede resultar en un compromiso respiratorio agudo.

La aparición de debilidad apendicular que aumenta rápidamente, debilidad facial, o los síntomas bulbares pueden indicar una mayor probabilidad de insuficiencia respiratoria inminente. Los niños deben ser vigilados con mediciones de la capacidad vital forzada y presión inspiratoria negativa. En niños más pequeños que no pueden participar para estas pruebas, estaría justificada una estrecha observación de la frecuencia respiratoria y del trabajo respiratorio.

Los pacientes deben ser monitorizados para el control de la disfunción autonómica, incluyendo arritmias cardíacas y variaciones de la presión arterial.

Las inmunoterapias utilizadas para tratar AIDP incluyen inmunoglobulinas y plasmaféresis. Hay una falta estudios prospectivos y comparativos son de tratamientos en los niños. Se ha demostrado que las inmunoglobulinas disminuyen la necesidad de ventilación mecánica, acortar la estancia en la UCI y disminuyen el tiempo hasta la deambulación.

En un único ensayo prospectivo aleatorizado de 41 niños con AIDP, los resultados después del tratamiento, en 2 grupos que recibieron inmunoglobulinas 2 g/kg durante 5 días o plasmaféresis diaria durante 5 días, mostró que los niños en el grupo de plasmaféresis fueron retirados de la ventilación mecánica antes, pero a corto plazo los resultados neurológicos y la duración de la estancia en UCI no difirieron entre ambos grupos.

7.2. Polineuropatía desmielinizante inflamatoria crónica

La polineuropatía desmielinizante inflamatoria crónica (CIDP) se caracteriza por una desmielinización subaguda a crónica. La polineuropatía presenta un nadir de síntomas después de 4 semanas o más extenso. Típicamente se presenta con debilidad simétrica, hiporreflexia y síntomas sensoriales positivos, de manera similar al AIDP.

La CIDP es menos común en niños que en adultos, con una prevalencia reportada de aproximadamente 0.5 casos por 100.000. Los casos en niños menores de 5 años son raros.

La debilidad de las extremidades inferiores con anomalías de la marcha son las quejas de presentación más comunes. Otros síntomas incluyen temblor, ataxia, parestesias o disestesias. En niños tienden a presentarse con un curso más precipitado.

Los criterios de diagnóstico requieren progresión durante al menos 4 semanas o progresión aguda/rápida con recurrencia/prolongada en un curso clínico de más de 1 año.

Los criterios principales adicionales incluyen elevación de proteína del LCR sin glóbulos blancos elevados, estudios de electrodiagnóstico compatibles con un proceso desmielinizante, y desmielinización en la biopsia del nervio.

En un solo estudio de 13 niños, una recaída ocurrió en el 30% de los niños y múltiples recaídas ocurrieron en el 46% de los niños.

El tratamiento de la CIDP en niños se centra en torno a la administración de inmunoglobulinas intravenosas, plasmaféresis y corticosteroides. En una pequeña serie de casos de 21 niños que recibieron esteroides o inmunoglobulinas, 8 de 11 que recibieron esteroides experimentaron remisión de la enfermedad y fue necesario el tratamiento a largo plazo de hasta 2 años. Se administraron inmunoglobulinas en 14, 12 de los cuales tuvieron una rápida mejoría clínica. La mayoría de los pacientes requirieron tratamiento a largo plazo mediante la administración regular de inmunoglobulinas, hasta 4 años.

En otra cohorte de 30 niños, la mayoría fueron tratados con inmunoglobulinas en monoterapia. Los datos a largo plazo de 23 de los niños mostraron que el 55% no tenían debilidad y el 43% tenían déficits mínimos después una media de 3,8 años de seguimiento.

El tratamiento con rituximab se ha utilizado en adultos con enfermedad refractaria, incluida la CIDP asociada con anticontactina-1 (CNTN1) o antineurofascina-155 (NF155). Existen pocos casos publicados de su uso en niños.

7.3. Miastenia gravis juvenil

La miastenia gravis juvenil es un trastorno autoinmune causado por la producción de autoanticuerpos que interfieren con la señalización de la acetilcolina en la unión neuromuscular, resultando en debilidad muscular. Esto no debe confundirse con miastenia neonatal, que ocurre como resultado de la transferencia de autoanticuerpos maternos a través de la placenta.

Tampoco debe confundirse con la miastenia gravis congénita, que corresponde a una familia de mutaciones genéticas que resultan en disfunción en la unión neuromuscular y un fenotipo similar a la miastenia gravis autoinmune.

La incidencia estimada de miastenia gravis juvenil en niños es entre 1 y 5 casos/1 millón de niños por año. Los niños más jóvenes se han reportado en torno a los 11 meses. Las mujeres se ven afectadas más a menudo que los hombres.

Los pacientes pediátricos pueden presentar más comúnmente hallazgos oculares aislados, como ptosis y oftalmoplejía. Los anticuerpos contra el receptor de acetilcolina están presentes en el 60% de los pacientes al inicio de la enfermedad y en otro 18% dentro de los próximos 5 años.

Cuando avanza la enfermedad en aquellos casos que presentaban inicialmente sólo hallazgos oculares o debilidad generalizada, el 41% son seropositivos frente al 72%. Los niños que se presentan con exclusivamente hallazgos oculares no tienden a desarrollar debilidad generalizada.

Los niños también pueden presentar anticuerpos contra quinasa musculo-específica (anticuerpos anti-MuSK). La incidencia de este anticuerpo se desconoce en los niños. Como en los adultos, los niños con anti-MuSK se presentan con debilidad bulbar y afectación de músculos respiratorios.

Aparte de las pruebas de anticuerpos, existen varias pruebas para ayudar en el diagnóstico. El test de edrofonio, una acetilcolinesterasa de acción corta puede administrarse un inhibidor y evaluarse la respuesta clínica. Esto debe adminis-

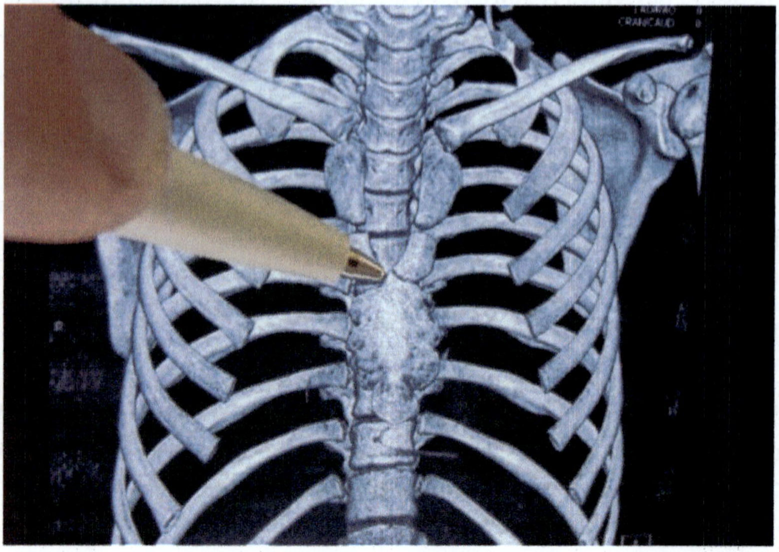

trarse en un entorno de cuidados agudos, ya que existe el riesgo de bradicardia severa y asistolia. Tanto la atropina como un equipo de reanimación debe estar disponible para esta prueba. La sensibilidad y la especificidad del edrofonio en niños no está clara. Algunos optan por iniciar una titulación de piridostigmina y evaluar la respuesta a lo largo del tiempo.

También se usan las pruebas de electrodiagnóstico: un decremento superior al 10% entre el primero y la quinta respuesta durante la estimulación nerviosa repetitiva a baja frecuencia se considera patológica, aunque no específica.

La electromiografía de fibra única es sensible, aunque su disponibilidad y la cooperación del paciente limitan su uso en niños. Otra prueba clínica simple es evaluar la fatigabilidad con la mirada sostenida hacia arriba o la prueba de hielo, donde se coloca hielo sobre el ojo durante 2 minutos, es aproximadamente un 80% sensible y se considera mejoría significativa en la ptosis de 2 mm o más. Los niños toleran bien esta prueba.

El tratamiento sintomático lo proporciona piridostigmina, un inhibidor de la acetilcolinesterasa en dosis total de hasta 7 mg/kg/día, dividida en tres o cuatro dosis.

Pueden necesitar inmunoterapia aquellos pacientes jóvenes con riesgo de desarrollar ambliopía, niños con debilidad generalizada a pesar de la piridostigmina, o niños que no toleran o no responden a la piridostigmina, y se usa el tratamiento con agentes orales como esteroides, micofenolato mofetil, tacrolimus y azatioprina.

En los casos más severos o agudos, pueden usarse inmunoglobulinas o plasmaféresis, aunque la plasmaféresis puede ser más eficaz. También se ha informado que el uso de rituximab es efectivo en algunos casos.

La timectomía sigue siendo controvertida, ya que las tasas de timoma en niños son bastante bajas y la timectomía no parece reducir el riesgo de paso de miastenia ocular a miastenia generalizada. Las implicaciones a largo plazo de la timectomía para el sistema inmunitario en los niños más pequeños no están claras.

BIBLIOGRAFÍA

- Pillai SC, Hacohen Y, Tantsis E et al. (2015). Infectious and autoantibody-associated encephalitis: clinical features and long-term outcome. Pediatrics 135: e974–e984.
- Granerod J, Ambrose HE, Davies NW et al. (2010). Causes of encephalitis and differences in their clinical presentations in England: a multicentre, population-based prospective study. Lancet Infect Dis 10: 835–844.
- Gable MS, Sheriff H, Dalmau J et al. (2012). The frequency of autoimmune N-methyl-D-aspartate receptor encephalitis surpasses that of individual viral etiologies in young individuals enrolled in the California Encephalitis Project. Clin Infect Dis 54: 899–904.
- Chang K, Frankovich J, Cooperstock M, et al; PANS Collaborative Consortium. Clinical evaluation of youth with pediatric acuteonset neuropsychiatric syndrome (PANS): recommendations from the 2013 PANS Consensus Conference. J Child Adolesc Psychopharmacol 2015;25(01):3–13
- Banwell B, TenembaumS, Lennon VA, et al. Neuromyelitis optica- IgG in childhood inflammatory demyelinating CNS disorders. Neurology 2008;70(05):344–352
- Sweeney M. Autoimmune Neurologic Diseases in Children. Semin Neurol 2018; 38:355–370.
- Lim M, Gorman M. Autoimmune neurologic disorders in children. Handb Clin Neurol. 2016; 133:485-510.

6. COMPLICACIONES NEUROLÓGICAS DE LA ENFERMEDAD SISTÉMICA

1. ENFERMEDADES DEL TEJIDO CONECTIVO Y VASCULITIS

En las enfermedades del tejido conectivo se pueden producir diversas complicaciones neurológicas, tanto en el seno de la propia enfermedad como de forma secundaria a los tratamientos empleados. Las manifestaciones habituales directas de las enfermedades del tejido conectivo sobre el sistema nervioso central con cambios cognitivos o de comportamiento y déficits neurológicos focales, así como también es frecuente la aparición de neuropatías periféricas que pueden adoptar la forma de una neuropatía vasculítica, polineuropatía axonal distal, neuropatía por compresión, neuropatía sensitiva distal, neuropatía sensitiva trigeminal, polineuropatía desmielinizante aguda o crónica o plexopatía. En muchas enfermedades del tejido conectivo puede aparecer una meningitis aséptica, que es más frecuente bajo determinados tratamientos como inmunoglobulinas o anti TNF alfa.

1.1. Arteritis de células gigantes

La cefalea es la manifestación inicial más frecuente de los pacientes con arteritis de células gigantes, a veces asociada a claudicación masticatoria. De forma más grave, pero afortunadamente inhabitual, el debut puede aparecer en forma de ceguera aguda transitoria (amaurosis fugax) o ceguera permanente, diplopía, ictus, trastornos neuropsiquiátricos o crisis epilépticas. En el 15% de los pacientes se puede desarrollar junto con neuropatías periféricas, a menudo generalizadas. Es frecuente que asocie sintomatología compatible con polimialgia reumática, hiporexia y pérdida de peso. La mitad de los pacientes presentan

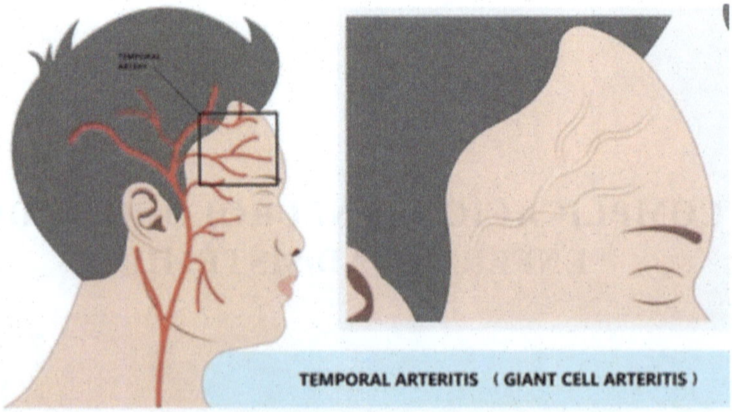

una velocidad de sedimentación globular (VSG) elevada junto con un aumento en el recuento celular plaquetario y anemia. Hasta el 50% de los pacientes con arteritis de células gigantes pueden mostrar valores normales de VSG. En casos de alta sospecha se recomienda el inicio de tratamiento con corticoides a dosis altas.

El tratamiento con corticoides a altas dosis (mediante pulsos intravenosos de metilprednisolona en dosis de 500 a 1000 mg al día durante 3 a 5 días, seguido de tratamiento con prednisona 1 mg/kg de peso al día) debe iniciarse en cuanto exista una sospecha clínica (sin esperar resultados de una posible biopsia de arteria temporal) puesto que el inicio precoz del tratamiento mejora el pronóstico visual del paciente. La respuesta terapéutica se debe monitorizar tanto a nivel clínico como analítico mediante seriación de los niveles de VSG, y se recomienda realizar un descenso lento y progresivo en la dosis de corticoides durante al menos 18 a 24 meses.

1.2. Poliarteritis nodosa y granulomatosis eosinofílica con poliangeítis

La presencia de neuropatía periférica, habitualmente en forma de mononeuropatía múltiple, es frecuente (está presente en el 60% de los pacientes) en los pacientes con poliarteritis nodosa, granulomatosis eosinofílica con poliangeítis (síndrome de Churg-Strauss) o síndrome mixto del tejido conectivo durante el primer año del inicio de la enfermedad. En la mayor parte de las vasculitis sistémicas, predominan los síntomas a nivel del sistema nervioso periférico (en forma de mononeuropatía múltiple) frente a los síntomas del sistema nervioso central.

La afectación del sistema nervioso central suele aparecer de forma más tardía. Sus manifestaciones habituales son cefalea (entre cuyas causas se encuentra una posible meningitis aséptica) y los trastornos conductuales y cognitivos. El

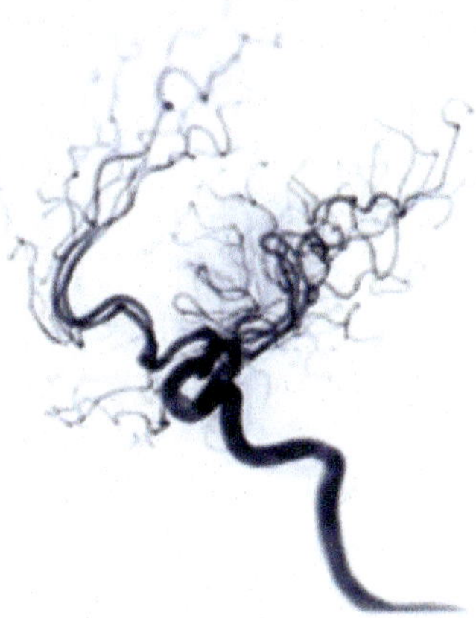

electroencefalograma en muchos de estos pacientes detecta un patrón de encefalopatía, mientras que los estudios de neuroimagen suelen ser normales.

La presencia de déficits focales del sistema nervioso central normalmente se produce en relación con eventos cerebrovasculares, en los que la angiografía puede ser una prueba insuficiente para confirmar la presencia de vasculitis subyacente.

1.3. Granulomatosis con poliangeítis

Hasta el 50% de los pacientes con granulomatosis con poliangeítis, anteriormente conocida como *granulomatosis de Wegener,* se producen síntomas neurológicos, habitualmente en forma de mononeuropatía múltiple, o más raramente una polineuropatía simétrica.

El sistema nervioso central puede estar afectado directamente por la vasculitis o por la invasión directa de los granulomas desde el tracto respiratorio superior y tejidos paranasales, y debutar en forma de meningitis basal con o sin encefalitis, disfunción de lóbulo temporal, neuropatías craneales (con afectación más frecuente de los nervios VI y VII), crisis epilépticas, infarto cerebral o trombosis venosa cerebral. Otros signos neurológicos incluyen una oftalmoplejía externa en el contexto de pseudotumor orbitario.

1.4. Artritis reumatoide

La artritis reumatoide es la más frecuente de las enfermedades del tejido conectivo. La afectación del sistema nervioso central en el contexto de vasculitis

Fármaco	Efecto adverso
Sales de oro	Neuropatía periférica (1%) de aparición rápida y con evolución a debilidad, que requiere diagnóstico diferencial con síndrome de Guillain-Barré
Cloroquina	Neuropatía y/o mielopatía
D-penicilamina	Disgeusia, mielopatía inflamatoria, forma reversible de miastenia
Ácido acetilsalicílico	Síndrome de Reye (niños)
Anti-TNFα	Meningitis aséptica

Principales efectos adversos neurológicos de fármacos antirreumáticos.

sistémica (presente en el 25% de los pacientes), sin embargo, es rara. Pueden presentarse manifestaciones neurológicas por afectación de la columna vertebral que conlleve a mielopatía, cefalea o incluso lesión radicular.

También es frecuente la afectación de los nervios periféricos, sobre todo en forma de polineuropatía sensitiva o sensitivomotora, mononeuropatía múltiple o mononeuropatía por atrapamiento. Por otro lado, es importante tener en cuenta que algunos fármacos antireumáticos pueden producir efectos adversos a nivel neurológico, además de los relacionados con la inmunosupresión junto con un mayor riesgo de infecciones también a nivel del sistema nervioso central.

1.5. Lupus eritematoso sistémico

El lupus eritematoso sistémico (LES) es una enfermedad autoinmunitaria caracterizada por la presencia de anticuerpos antinucleares (ANA), especialmente anticuerpos contra el ADN de doble cadena. Su inicio antes de la adolescencia es infrecuente.

Las manifestaciones neurológicas son especialmente frecuentes en los pacientes con lupus eritematoso sistémico sobre todo durante el primer año, y asocian además una elevada mortalidad. El mecanismo de afectación al sistema nervioso central no se conoce con exactitud, pero se ha encontrado una correlación estadísticamente significativa entre el síndrome antifosfolípido y las manifestaciones neurológicas, como los fenómenos cerebrovasculares, las crisis epilépticas y la psicosis. Otros anticuerpos, como los anticuerpos antirribosomales P, anticuerpos antineuronales o anticuerpos linfocitotóxicos, también se asocian con un mayor riesgo de afectación neurológica.

Entre las *manifestaciones neurológicas* del LES destacan los trastornos neuropsiquiátricos (tanto afectivos como psicóticos), cuya distinción con un efecto secundario corticoideo puede resultar en ocasiones difícil. También pueden aparecer déficits neurológicos focales por afectación cerebrovascular, en

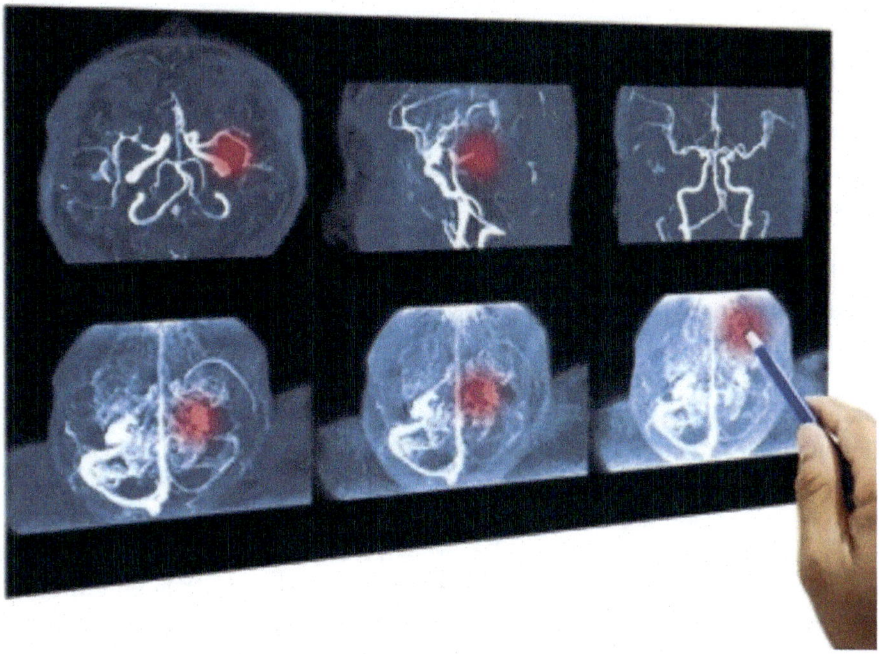

cuya etiopatogenia se incluyen tanto fenómenos de insuficiencia valvular cardiaca, como trombofilia en contexto de un síndrome antifosfolípido asociado e incluso la posibilidad de vasculitis cerebral (aunque esta última es infrecuente).

Los eventos cerebrovasculares son más frecuentes en pacientes que asocian hipertensión arterial, enfermedad renal o cardiaca y presencia de anticoagulante lúpico. Se ha descrito de igual forma la presencia de corea en paciente con LES, que sería mayor en pacientes con anticuerpos antifosfolípidos positivos, en los que el estudio de neuroimagen no suele encontrar alteraciones a nivel de los ganglios de la base.

La presencia de epilepsia es más frecuente en los pacientes con LES que en la población general, probablemente de causa estructural o metabólica. Al igual que en la mayor parte de las patologías que incluimos, se pueden detectar casos de meningitis aséptica en los pacientes con LES.

Tiene especial interés el aumento de prevalencia de *leucoencefalopatía multifocal progresiva* (LMP) en los pacientes con LES. El riesgo de esta grave complicación de la enfermedad no parece relacionarse con los tratamientos ensayados ni con el tiempo de evolución de la enfermedad, sino que guardaría relación con una posible inmunosupresión relativa a los linfocitos TCD4, similar a la encontrada en pacientes con VIH.

Recientemente se ha planteado el interés de realizar un estudio de marcadores linfocitarios en sangre periférica (inmunofenotipo) antes de iniciar tratamientos inmunosupresores como por ejemplo rituximab, con un riesgo inherente aumento de LMP, en los pacientes con lupus.

El tratamiento habitual de las manifestaciones del sistema nervioso central en LES es el uso de corticoides en dosis altas, orales o intravenosos, tras haber descartado un proceso infeccioso. Varios estudios apoyan el uso de corticoides y ciclofosfamida.

En pacientes que asocien anticuerpos antifofolípido y un recuento de plaquetas mayor a 70000/mm se recomiendan dosis bajas de aspirina. En los pacientes con anticuerpos antifosfolípido y evento cerebrovascular, la prevención secundaria recomendada es con anticoagulación.

La afectación del sistema nervioso periférico es menos frecuente, a veces incluso subclínica, en forma de polineuropatía sensitiva distal o sensitivomotora. También se ha descrito la posibilidad de un debut clínico de la enfermedad en forma de polineuropatía desmielinizante aguda, clínicamente indistinguible de un síndrome de Guillain-Barré, lo que justifica la realización de anticuerpos antinucleares y antifosfolípido en todo paciente con polineuropatía aguda. A diferencia de otras entidades, en el LES también puede aparecer neuropatía óptica.

1.6. Síndrome de Sjögren

El síndrome de Sjögren es una enfermedad autoinmunitaria inflamatoria crónica que puede producirse de forma primaria o aparecer junto con otra conectivopatía, como el LES, la artritis reumatoide o la dermatomiositis. La enfermedad afecta principalmente a las mujeres, y puede presentarse también en niños. Los síntomas clásicos de xerostomía y xeroftalmía son secundarios a la infiltración de las glándulas salivares y lagrimales con linfocitos y células plasmáticas. También puede producirse una nefropatía tubular intersticial.

Las complicaciones neurológicas no son frecuentes, aunque a nivel de SNC pueden incluir trastornos psiquiátricos, episodios de migraña de aparición tardía, meningitis aséptica, meningoencefalitis, déficits neurológicos focales y más infrecuentemente una mielopatía aguda o crónica.

La manifestación periférica más habitual es la polineuropatía, aunque también puede aparecer una mononeuropatía múltiple. Aunque la neuropatía sensitiva de fibra fina es infrecuente, es más característica del síndrome de Sjögren que de otras enfermedades del tejido conectivo.

1.7. Enfermedad de Behçet

La enfermedad de Behçet se define por la combinación de uveítis y úlceras orales y genitales. La incidencia descrita de afectación del sistema nervioso central en los pacientes con enfermedad de Behçet (también llamado *neuro-Behçet*) es del 5-15% siendo la cefalea el síntoma más frecuente.

Su tropismo por la afectación del sistema venoso justifica su posible presentación en forma de trombosis venosa cerebral, aunque también es frecuente encontrar trombosis y aneurismas arteriales. También se han descrito casos de encefalomielitis con afectación predominante en troncoencéfalo y en ganglios de la base, crisis epilépticas y pseudotumor cerebri. Al igual que en el LES, se ha

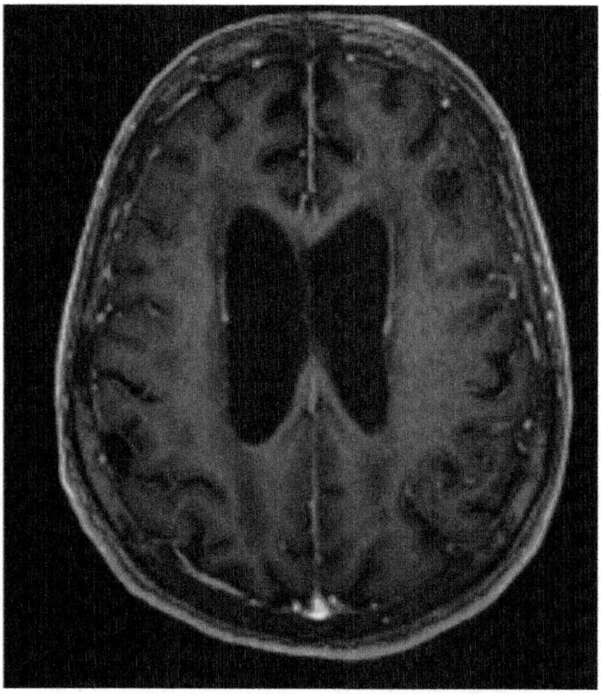

Imagen de RM cerebral en secuencia T1 con contraste en una paciente con enfermedad de Behçet donde se observa realce meníngeo difuso. La afectación del sistema nervioso periférico es infrecuente, más allá de polineuropatía o mononeuropatía múltiple.

descrito afectación neuropsiquiátrica en forma de depresión, psicosis y demencia. En los casos de neuro-Behçet es frecuente encontrar una pleocitosis moderada en líquido cefaloraquídeo junto con hiperproteinoraquia.

Se trata posiblemente de la enfermedad del tejido conectivo, junto con el LES y artritis reumatoide, más frecuentemente asociada a la meningitis aséptica, presente hasta en el 20% de los pacientes.

El tratamiento incluye corticoides, sulfasalazina, colchicina y fármacos inmunomoduladores, de los cuales azatioprina es el tratamiento de elección cuando existe afectación ocular grave. También se ha ensayado recientemtne con infliximab en pacientes con síntomas de neuro-Behçet grave.

1.8. Policondritis recidivante

La policondritis recidivante es un cuadro inflamatorio infrecuente que afecta predominantemente al tejido cartilaginoso. Se presenta con una incidencia máxima entre los 30 a 60 años de edad. Los episodios de inflamación tienen una duración de 1 a 4 semanas y pueden dejar una deformidad por la destrucción del cartílago. Durante los ataques también pueden asociar sintomatología ocular como epiescleritis o conjuntivitis.

Aproximadamente el 50% de los pacientes asocia algún tipo de disfunción vestibular, que se piensa es debida a inflamación del VIII nervio craneal, y que puede acompañarse de otras neuropatías craneales, sobre todo la óptica o la facial. También puede aparecer una condritis extracraneal que conlleve la presencia de cefalea. La meningitis aséptica puede ser recurrente y también se han descrito casos de meningoencefalitis vascular.

1.9. Arteritis de Takayasu

La arteritis de Takayasu es una vasculitis crónica inflamatoria de los grandes vasos que afecta a la aorta y a sus ramas principales. Sus primeros síntomas comienzan antes de los 30 años en el 75% de los pacientes y es mucho más frecuente en mujeres, sobre todo en Japón.

Sus manifestaciones clínicas incluyen hipertensión arterial, fiebre, dolor de espalda, dolor torácico, disnea, insuficiencia cardiaca, mialgias, artralgias y pérdida visual transitoria. En la exploración es frecuente no encontrar los pulsos radiales. A nivel neurológico, los síntomas guardan relación con la hipoperfusión cerebral secundaria a la estenosis carotídea y vertebral, y también aquellas en relación a la hipertensión arterial. Su tratamiento incluye corticoides y otros inmunosupresores como el metrotexato, y más recientemente se ha demostrado la

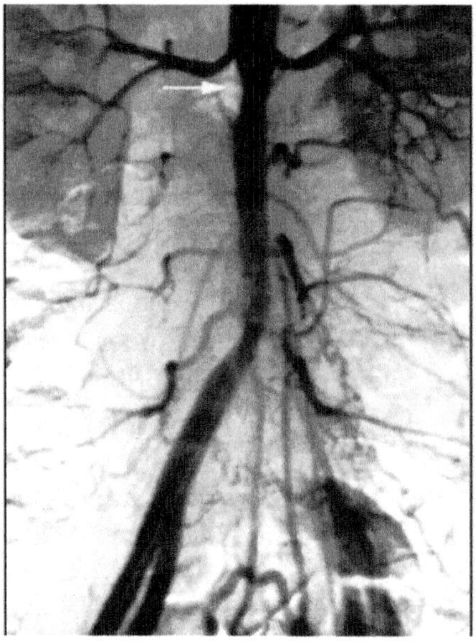

Estenosis aórtica moderada en aorta infrarrenal en angiografía mediante cateterismo de paciente con arteritis de Takayasu.

utilidad de los fármacos antifactor de necrosis tumoral (antiTNF). Es importante igualmente un adecuado manejo de la hipertensión arterial y están recomendados los fármacos antiplaquetarios para la prevención primaria de trombosis.

1.10. Angeítis primaria del SNC

Las manifestaciones clínicas de la angeítis primaria del sistema nervioso central son heterogéneas e incluyen cefalea, encefalopatía, alteraciones neurocognitivas y focalidad neurológica. La angiografía es diagnóstica, mostrando arrosariamiento de los vasos de tamaño medio y pequeño o estenosis segmentaria alternante y ectasia. En el líquido cefalorraquídeo es habitual encontrar una hiperproteinoraquia y una pleocitosis leve.

1.11. Enfermedad de Kawasaki

La enfermedad de Kawasaki es una de las vasculitis más frecuentes en la infancia (el 80% de los pacientes afectados son menores de 5 años de edad). Su fisiopatología es desconocida, pero se ha relacionado con infecciones virales, incluso más recientemente con el SARS-COv2. Las manifestaciones neurológicas más frecuentes consisten en trastornos conductuales, cefalea y encefalopatía, probablemente en relación con meningitis aséptica. De forma más infrecuente, pueden aparecer infartos cerebrales, crisis epilépticas, polineuropatía o neuropatía craneal múltiple y miositis.

El tratamiento consiste en altas dosis de ácido acetilsalicílico (80-100 mg por kg de peso al día hasta que el paciente permanezca afebril durante 3 a 7 días y luego se continua con una dosis de descenso progresiva lenta hasta normalizar marcadores inflamatorios y trombocitosis y ecocardiograma) y una dosis única de inmunoglobulina intravenosa a dosis de 2 g/kg. La dosis alta de aspirina se continúa hasta que el paciente permanezca afebril durante 3-7 días.

1.12. Púrpura de Schönlein-Henoch

La púrpura de Schönlein-Henoch es una vasculitis leucocitoclástica, cuyas características principales son artralgias, dolor abdominal y una púrpura no trombocitopénica, a menudo asociadas a fiebre, edemas y astenia. En el 40% de los pacientes aparece nefritis. El síntoma neurológico más frecuente es la cefalea, en ocasiones relacionada con la hipertensión arterial, en estos casos es importante tener en cuenta la posibilidad de una vasculitis del sistema nervioso central. También se han descrito crisis epilépticas, parálisis, corea, síndrome de Guillain-Barré, ataxia y neuropatía central y periférica.

2. SARCOIDOSIS

La sarcoidosis es una enfermedad granulomatosa idiopática crónica, con una amplia variabilidad clínica y afectación multisistema, su prevalencia es mayor en mujeres de ascendencia africana. La afectación neurológica puede tener lugar hasta en el 10% de los pacientes (30% en caso de los niños), tanto por afectación directa como de forma secundaria a infecciones oportunistas.

La manifestación neurológica más habitual incluye una mononeuropatía craneal múltiple fruto de la afectación de áreas basales craneales en forma de meningitis. El nervio craneal más afectado es el facial, incluso de forma bilateral. El nervio óptico también puede verse afectado, cursando inicialmente en forma de inflamación con evolución rápida a atrofia.

La presencia de edema de papila en sarcoidosis, sin embargo, también puede ser debida a un aumento de la presión intracraneal, tanto por lesión expansiva tipo granulomas, por afectación meníngea o por hidrocefalia obstructiva. También es frecuente que exista afectación uni o bilateral de los nervios laríngeos recurrentes, trigémino o nervio auditivo.

Es también frecuente la presencia de una disfunción hipotalámica en forma de diabetes insípida, alteración de la termorregulación, amenorrea, hipoglucemia, trastorno del sueño, obesidad, cambios de personalidad y signos de hipopituitarismo.

La afectación nerviosa periférica puede darse en forma de polineuropatía simétrica, mononeuropatía múltiple asimétrica o polirradiculopatía, fruto de la extensión de la sarcoidosis meníngea o por afectación directa por parte de los granulomas.

La neurosarcoidosis muestra una tendencia a la remisión espontánea, pero hasta en el 30% de los pacientes puede tener lugar un cuadro neurológico progresivo. El diagnóstico en estos casos se puede ver dificultado en ausencia por otra clínica sistémica, precisando la confirmación histológica de un tejido afecto, ya que los valores de la enzima convertidora de la angiotensina no son por si mismos suficientes para el diagnóstico.

Generalmente, el tratamiento incluye corticoides asociados a algún otro inmunosupresor, y también en algunos casos pueden estar indicadas las medidas quirúrgicas, tanto la resección de lesiones sintomáticas como la colocación de una válvula de derivación ventriculoperitoneal en aquellos casos con hidrocefalia.

3. ENFERMEDADES CARDIOVASCULARES

Algunos fármacos usados frecuentemente en enfermedad cardiaca pueden producir efectos adversos a nivel neurológico como se exponen en la siguiente tabla.

Fármaco	Efecto adverso
Amiodarona	Temblor, neuropatía sensitivo-motora, miopatía, ataxia, neuropatía óptica, pseudotumor cerebral
Procainamida	Desenmascarar miastenia gravis, síndrome tipo lupus con complicaciones oclusivas vasculares
Quinidina	Similar a la procainamida y además produce cefalea, tinnitus y síncopes
Lidocaína y similares	Crisis epilépticas, temblor, parestesias, estados de confusión
Bloqueantes de los canales de calcio	Encefalopatía
Betabloqueantes	Trastornos mentales, parestesias y trastornos de la unión neuromuscular
Digoxina y diuréticos de asa	Encefalopatía y trastornos de la visión de los colores

3.1. Hipertensión arterial

La encefalopatía hipertensiva se produce por un aumento rápido y grave de la presión arterial e incluye cefalea, vómitos en escopetazo, astenia y menin-

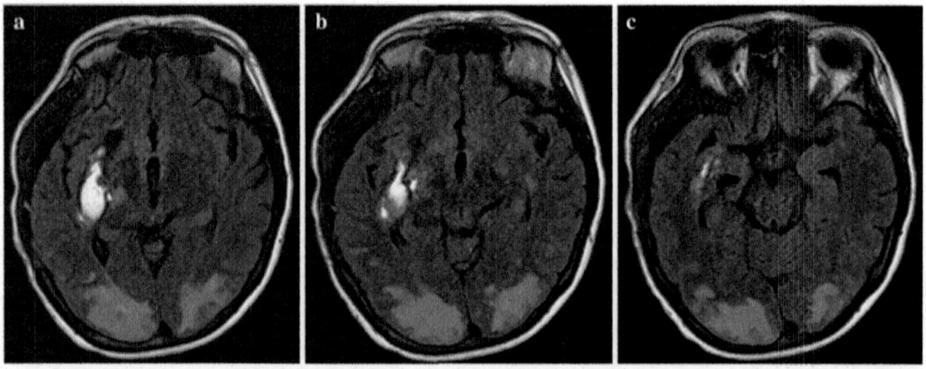

Imágenes de resonancia magnética cerebral en paciente con PRES que muestran extenso edema vasogénico en región occipital bilateral y hemorragia aguda insular derecha.

gismo, acompañados de encefalopatía e incluso de crisis epilépticas. De forma más característica aparece un espasmo arteriolar retiniano y en un tercio de los pacientes aparece además edema de papila.

En el *síndrome de leucoencefalopatía posterior reversible* (PRES por su acrónimo en inglés) se ha propuesto la presencia de una disfunción en la autorregulación cerebral, que conlleva un aumento de la permeabilidad de la barrera hematoencefálica a nivel periventricular, que comprime los vasos circundantes, dando lugar a una arteritis proliferativa que aumenta la probabilidad de infartos y de hemorragias petequiales.

Estos cambios tienen lugar principalmente es áreas cerebrales posteriores, lo que justifica la sintomatología parietooccipital en muchos de estos pacientes, en forma de pérdida de visión o alucinaciones o clínica sensitiva. Su debut suele asociar focalidad neurológica también a otros niveles como crisis epilépticas o cefalea.

Es más frecuente en pacientes con inmunosupresión farmacológica (su primera descripción fue en pacientes que tomaban ciclosporina) y también en aquellos en tratamiento con inhibidores de recaptación de serotonina o enfermedad renal. Su manejo incluye la corrección de todos los factores predisponentes, una adecuada corrección de la presión arterial y, en muchos casos, tratamiento antiepiléptico.

3.2. Endocarditis infecciosa

El creciente uso de prótesis valvulares cardiacas y el aumento del consumo de drogas vía parenteral ha conllevado un aumento en la incidencia de endocarditis infecciosa y de sus complicaciones neurológicas, presentes hasta en el 25-35% de estos pacientes. El interés de la sintomatología neurológica en endocarditis infecciosa es que puede ser el síntoma de debut hasta en el 25-50% de los casos y además asocia una mayor mortalidad.

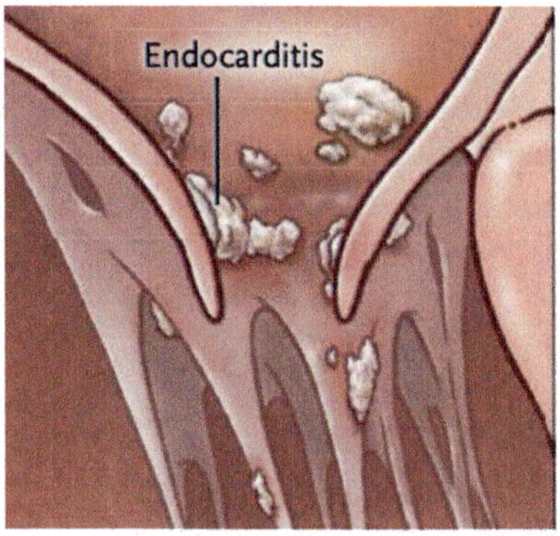

Esta prevalencia es aún mayor cuando la afectación tiene lugar en la válvula mitral. Esto justifica la realización de un estudio de neuroimagen, idealmente resonancia magnética, en cualquier paciente con endocarditis infecciosa con déficit neurológico persistente o progresivo.

Los aneurismas micóticos cerebrales generalmente aparecen en el punto de bifurcación de las arterias periféricas y tienen una localización más distal que los aneurismas congénitos. Su rotura produce una hemorragia intracerebral. Su posible presencia justifica la realización de una arteriografía en aquellos pacientes con endocarditis conocida que desarrollen déficits neurológicos focales o hemorragia subaracnoidea y en los que no se objetiven alteraciones en angioTC o angioRM cerebral.

La embolia séptica múltiple puede causar meningoencefalitis o encefalopatía difusa en forma de confusión, cefalea y meningismo, cuya base fisiopatológica probablemente sea múltiple e incluya factores como infección, oclusión vascular, alteraciones metabólicas y aneurismas micóticos.

Habitualmente, no se recomienda el uso de anticoagulación en pacientes con endocarditis infecciosa e ictus, por el alto riesgo de transformación hemorrágica en caso de que exista un aneurisma micótico no identificado. En cualquier caso, el uso de antibioterapia con control de la infección subyacente suele ser suficiente para reducir el riesgo de un nuevo evento isquémico.

3.3. Cardiopatías congénitas

Las complicaciones neurológicas son las complicaciones extracardíacas más frecuentes en caso de cardiopatías congénitas y se encuentran presentes hasta en el 25% de los pacientes. Entre ellas, se encuentran ictus isquémicos, abscesos cerebrales, epilepsia y retraso psicomotor. En general, los avances en su tratamiento en la última década con una adecuada corrección precoz en el primer año de vida han reducido muchas de estas complicaciones cuyo origen tenía lugar debido a la exposición prolongada a la hipoxia cerebral. En su lugar, han aumentado las complicaciones neurológicas secundarias a la cirugía y al trasplante cardíaco.

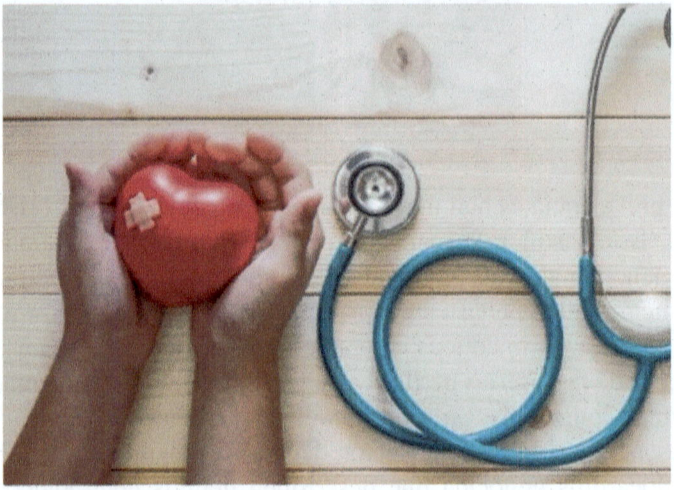

3.3.1. Disgenesia y malformaciones cerebrales

De acuerdo a los distintos estudios necrópsicos, existe una prevalencia del 10-29% de malformaciones cerebrales en pacientes con cardiopatía congénita, sobre todo en aquellos con el corazón izquierdo hipoplásico. Entre las posibles disgenesias se encuentran la microcefalia, seguida de un manto cortical inmaduro y otras más infrecuentes, como la holoprosencefalia, agenesia de cuerpo calloso, síndrome de Dandy-Walker y estenosis del acueducto de Silvio. La enfermedad de Moya-Moya también se ha relacionado con algunas cardiopatías congénitas estructurales como el defecto de tabique ventricular, estenosis valvular aórtica y mitral, y la tetralogía de Fallot. Algunas anomalías cromosómicas combinan cardiopatía congénita y afectación del SNC, como es el caso de las trisomías 21, 14 y el 18, así como en el síndrome de Williams y el síndrome de DiGeorge.

3.3.2. Patología cerebrovascular

La incidencia de ictus isquémico no relacionado con la cirugía cardíaca o endocarditis en niños con cardiopatía congénita es del 1,5-2%, es mayor en pacientes con tetralogía de Fallot y dextroposición de grandes vasos, y en general en cualquier cardiopatía cianótica con shunt derecha-izquierda por la anemia relativa que conlleva un aumento en la viscosidad de la sangre. La combinación de poliglobuilia, estasis venosa e hipertensión venosa central conlleva en estos pacientes un aumentado riesgo de trombosis venosa cerebral.

Los pacientes lactantes con cardiopatía congénita tienen riesgo de hemorragia intraventricular y periventricular por la inmadurez vascular cerebral, así como por la inestabilidad hemodinámica sistémica. La ecografía craneal muestra hemorragia en el 24% de los recién nacidos a término con cardiopatía congénita, así como un aumento de la atrofia cerebral y presencia de ecodensidades lineales en los ganglios de la base y en tálamos.

3.3.3. Absceso cerebral

La incidencia de abscesos cerebrales en mayor en las cardiopatías congénitas cianóticas (tetralogía de Fallot y transposición de grandes arterias), sobre todo en los países en vías de desarrollo, debido a las dificultades de acceso a la correc-

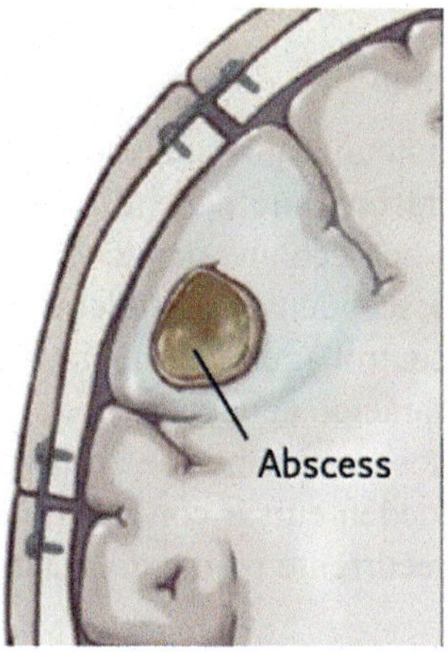

ción quirúrgica de la cardiopatía en estos países. En el 75% de los casos, la lesión es supratentorial, en el 20% es multifocal. Los microorganismos responsables habituales son estreptococos aerobios y anaerobios, estafilococos, Haemophilus y en ocasiones bacterias gramnegativas. El tratamiento con dosis altas de antibióticos durante 3 a 6 semanas suele ser suficiente cuando su detección se produce en fases precoces de cerebritis, en el resto de los casos puede ser necesaria la cirugía.

3.3.4. Afectación cognitiva

Hasta el 25% de los niños con cardiopatía congénita cianótica necesitan educación especial y muestran un retraso en la adquisición de habilidades motoras no finas en la infancia. Se piensa que este hecho guarda relación con hipoxia crónica, gliosis de sustancia blanca cerebral y presencia de pequeñas cicatrices corticales.

3.4. Trasplante cardíaco

A pesar de que la supervivencia postrasplante cardiaco ha aumentado significativamente en los últimos años, existe un alto riesgo de complicaciones y una mortalidad perioperatoria de alrededor del 9%. Las complicaciones neurológicas se presentan en hasta el 70% de los pacientes trasplantados, sobre todo en el periodo perioperatorio, siendo las principales la encefalopatía aguda y las crisis epilépticas, seguidas de la cefalea, trastornos neuromusculares y eventos cerebrovasculares. Es importante tener en cuenta en este punto que la ciclosporina (fármaco inmunosupresor frecuentemente utilizado para evitar el rechazo del trasplante) presenta múltiples efectos secundarios a nivel neurológico como son temblor, crisis epilépticas y encefalopatía.

3.5. Aneurisma aórtico

La semiología neurológica dependerá de la topografía del aneurisma, que a su vez se considera bastante dependiente de la etiología. Por ejemplo, en el síndrome de Marfan aparece una incidencia inusualmente elevada de aneurisma disecante en aorta descendente, cuyo debut sintomático puede ser en forma de déficit neurológico central agudo producidos por la isquemia y que a menudo se acompaña de dolor torácico agudo.

Por su parte, los aneurismas de aorta torácica son más frecuentemente de origen sifilítico, y pueden cursar con insuficiencia respiratoria aguda por lesión del nervio laríngeo recurrente izquierdo, y también de forma habitual con embolias cerebrales.

En los aneurismas de aorta abdominal, la ateroesclerosis es la causa más habitual. En estos pacientes, se puede observar una afectación del nervio femoral u obturador tanto por el propio aneurisma o por la presencia de un hematoma. Por último, en la enfermedad oclusiva de aorta abdominal puede dar lugar a una neuropatía monomélica isquémica, que cursa con dolor y pérdida de sensibilidad distal.

3.6. Coartación de aorta

La coartación de aorta puede aparecer tanto de forma congénita (en la arteria torácica, justo después del origen de la arteria subclavia izquierda), como adquirida (más frecuentemente postradiación o en contexto de enfermedad de Takayasu). A nivel neurológico, se ha descrito cefalea hasta en un 25% de los pacientes con coartación aórtica. Además, no es infrecuente que se produzcan hemorragias subaracnoideas de origen aneurismático o episodios de bajo nivel de conciencia de etiología incierta.

Cuando la afectación incluye vasos procedentes del tramo de la aorta posterior al segmento estrechado, es frecuente observar isquemia medular. Este mismo mecanismo justifica que la coartación de aorta sea también causa de claudicación neurógena de la marcha. Además, la intensa dilatación de los vasos colaterales dentro del canal medular puede producir una mielopatía compresiva cervicodorsal y dilatación de la arteria espinal anterior o de sus vasos puede llegar a la formación de aneurismas con el consecutivo riesgo de rotura.

3.7. Cirugía aórtica

La complicación más grave de la cirugía aórtica sigue siendo el infarto de médula espinal. El drenaje de líquido cefalorraquídeo y la perfusión aórtica distal reducen significativamente la incidencia de paraplejia y paraparesias. Otras complicaciones de este tipo de cirugía son diversas neuralgias y radiculopatías, incluyendo la neuralgia post-simpatectomía, y trastornos sexuales en la erección o eyaculación en varones cuando se secciona quirúrgicamente el plexo hipogástrico superior.

4. ENFERMEDADES RESPIRATORIAS

4.1. Hipoxia

Las manifestaciones neurológicas de la hipoxia dependen de la velocidad de aparición, duración y gravedad, además de su posible complicación con un desequilibrio ácido-base que conlleve otros cambios a nivel hematológico y bioquímico.

En la insuficiencia pulmonar crónica es frecuente encontrar una encefalopatía que cursa con cefalea, desorientación, confusión de deterioro cognitivo. Estos pacientes muestran frecuentemente en la exploración temblor postural, mioclonías y reflejos osteotendinosos aumentados, y no es inhabitual observar también edema de papila.

Muchas de estas manifestaciones se encuentran justificadas en realidad por la hipercapnia que conlleva una vasodilatación cerebral y a un aumento de la presión de líquido cefalorraquídeo.

Los síndromes de apnea del sueño se suelen manifestar con una excesiva somnolencia diurna, y es posible la presencia de una cefalea exclusivamente matutina que requiere descartar otras causas secundarias, por la edad de inicio de patrón temporal. El deterioro cognitivo de perfil atencional también en habitual en estos pacientes.

La denominada enfermedad de las alturas o mal de altura se caracteriza por dolor de cabeza, anorexia, náuseas, dificultad para concentrarse y trastorno del sueño. Sus síntomas suelen iniciarse horas o días después de un ascenso de al menos 3500 metros de altitud. Esta sintomatología es debida a un edema cerebral de causa incierta, que podría evitarse al menos en parte mediante un tratamiento con corticoides o inhibidores de la anhidrasa carbónica.

4.2. Hipocapnia

La hipocapnia producida por la hiperventilación conlleva una vascoconstricción cerebral que provoca un desplazamiento de la curva de disociación de la oxihemoglobina, con una disminución de la disponibilidad de oxígeno a nivel periférico y una alteración iónica. Sus características clínicas típicas son mareos, parestesias, trastornos de la visión, cefalea, inestabilidad, temblor, náuseas, palpitaciones, espasmos musculares y pérdida de consciencia.

4.3. Displasia broncopulmonar

La displasia broncopulmonar es una enfermedad pulmonar crónica de la lactancia que se produce tras la ventilación mecánica y oxigenoterapia. El pronóstico neurológico se halla en relación como otras posibles complicaciones asociadas a la prematuridad, como la hemorragia intraventricular, leucomalacia periventricular y convulsiones, con un aumento de la prevalencia de retraso psicomotor y parálisis cerebral infantil. Sin embargo, la propia displasia broncopulmonar es un factor de riesgo añadido a la presencia de clínica neuromotora, con espasticidad leve, microcefalia y problemas del comportamiento.

4.4. Fibrosis quística

Las complicaciones neurológicas en la fibrosis quística son consecuencias de la hipoxia e hipercapnia crónicas. La prevalencia de absceso cerebral se encuentra aumentada en esta población en relación con una enfermedad pulmonar avanzada y con enfermedad de los senos paranasales.

Los pacientes con fibrosis quística y con insuficiencia pancreática con frecuencia presentan déficit de vitamina E, con debut en forma de degeneración espinocerebelosa con ataxia, disartria, arreflexia y pérdida de la sensibilidad propioceptiva.

La neuropatía periférica, oftalmoplejía, disminución de la agudeza visual, temblor y debilidad pueden ser también manifestaciones neurológicas de la fibrosis quística. La malformación de Chiari tipo I parece ser más frecuente en los pacientes con fibrosis quística que en la población general.

5. ENFERMEDADES HEMATOLÓGICAS

5.1. Anemias

En la anemia ferropénica es frecuente encontrar síndrome de piernas inquietas e hipertensión intracraneal benigna, así como mayor riesgo de ictus o ataques cerebrales transitorios secundarios a la trombocitosis.

5.1.1. Anemia megaloblástica

La deficiencia de vitamina B12 da lugar a mielopatía, encefalopatía, neuropatía óptica o neuropatía periférica. Las complicaciones neurológicas no guardan relación necesariamente con la presencia o gravedad de una anemia megaloblástica asociada. La prueba de Schilling es útil en el diagnóstico de la causa más habitual de deficiencia de vitamina B12: el déficit de factor intrínseco. El tratamiento con inyecciones intramusculares de vitamina B12 corrige la deficiencia y logra revertir en gran medida las alteraciones a nivel neurológico.

5.1.2. Anemia drepanocítica

La anemia falciforme es la enfermedad hematológica más frecuentemente asociada a eventos cerebrovasculares. La complicación neurológica más habitual de la anemia drepanocítica es el ictus cuya incidencia oscila entre el 7 y el

33% y que aparece con mayor frecuencia en los niños que en los adultos. Los drepanocitos se adhieren al endotelio vascular, lo que conlleva la adhesión de las células inflamatorias activadas y factores de coagulación, con la consecutiva formación de trombos. La lesión subyacente más frecuente es una estenosis u obstrucción arterial intracraneal, que se observa con frecuencia en las arterias cerebrales media y anterior.

Otros factores, como hipoxia, infección, inflamación, deshidratación y acidosis aumentan la drepanocitosis. La hidroxiurea prevendría la aparición de ictus en esta población, mientras que la exanguinotrasfusión parcial es el tratamiento estándar en el marco de una crisis vasooclusiva o de lesión isquémica.

Otras complicaciones son las crisis epilépticas (12-14%) y la hemorragia intracraneal, principalmente subaracnoidea de causa aneurismática. Además, los niños con anemia falciforme son susceptibles a las infecciones por Streptococcus pneumoniae, Haemophilus influenzae y Mycoplasma pneumoniae, que también pueden afectar al SNC.

5.2. Trastornos hematológicos proliferativos

5.2.1. Leucemias

Las complicaciones neurológicas en los pacientes con leucemia pueden estar causadas por la infiltración leucémica del SNC, hemorragia, infección, desequilibrios electrolíticos, hiperviscosidad sanguínea y complicaciones derivados del tratamiento. Los depósitos leucémicos tienen mayor probabilidad de afectar al cerebro que a la médula espinal, siendo la afectación nerviosa periférica muy infrecuente.

La leucemia meníngea suele presentarse con cefalea, náuseas, vómitos, somnolencia, irritabilidad, convulsiones y coma. También puede aparecer hidrocefalia obstructiva o comunicante, edema papilar y meningismo. Es frecuente que se produzcan neuropatías craneales y radiculopatías espinales. En el líquido cefalorraquídeo se pueden detectar las células leucémicas anormales, pero un resultado normal no excluye el diagnóstico. Su tratamiento es la quimioterapia intratecal.

La hemorragia intracerebral es más habitual que la hemorragia subaracnoidea o subdural, en relación con recuentos plaquetarios inferiores a 20000 células/pl. Con frecuencia, la hemorragia es multifocal. La hemorragia espinal subdural o subaracnoidea es menos frecuente que la hemorragia intracraneal.

El síndrome de hiperviscosidad aparece cuando aumenta mucho la resistencia al flujo sanguíneo, dificultándose el tránsito a través de la circulación capilar. Se caracteriza por cefalea, somnolencia, alteración de la consciencia, ictus o isquemia cerebral transitoria y trastornos de la visión. También se producen trombosis del seno venoso cerebral, endocarditis trombótica no bacteriana y coagulación intravascular diseminada.

5.2.2. Mielomatosis

El mieloma múltiple se halla en relación con una paraproteína monoclonal del tipo inmunoglobilina G (IgG) o inmunoglobulina A (IgA), presente en suero, orina o en ambas. Sus características clínicas son dolor, fractura y destrucción ósea. La infiltración ósea tumoral de las vértebras produce una compresión de la médula espinal o de las raíces nerviosas.

La afectación craneal es menos frecuente que la espinal, pero pueden aparecer neuropatías craneales. Se ha descrito una neuropatía óptica reversible e etiología incierta, aunque probablemente no causa con la infiltración.

Puede producirse también, un aumento en la presión intracraneal tanto por infiltración intracraneal, como más frecuentemente por un seudotumor cerebral.

Sin embargo, una de las complicaciones más frecuentes del mieloma es la neuropatía periférica que puede ser de tipo polineuropatía axonal simétrica sensitiva o sensitivomotora, o una polirradiculoneuropatía desmielinizante inflamatoria crónica. El tratamiento con agentes citotóxicos y plasmaféresis a veces enlentece o revierte la neuropatía, igual que la irradiación de las lesiones óseas.

La polirradiculoneuropatía inflamatoria desmielinizante crónica puede asociarse a gammapatías monoclonales, tanto de significado incierto como en el contexto de una macroglobulinemia de Waldenstrom o de un mieloma múltiple. Esto justifica la realización de proteinograma en estos pacientes.

El síndrome de POEMS consiste en polineuropatía, organomegalia, endocrinopatía, proteína M y lesiones en la piel, afecta a pacientes con displasia de células plasmáticas y suele asociarse a un mieloma osteoesclerótico.

5.2.3. Macroglobulinemia de Waldenstrom

La macroblobulinemia de Waldenstrom es una displasia de células plasmáticas relacionada con una gammapatía IgM que asocia de forma frecuente complicaciones neurológicas, entre ellas una polineuropatía sensitivo-motora progresiva cuya causa es la unión de la IgM con los nervios periféricos o bien una infiltración linfocitaria en ellos. También puede encontrarse complicaciones neurológicas secundarias a la hiperviscosidad o hemorragias resultantes de las anomalías plaquetarias. La plasmaféresis puede aliviar los síntomas causados por la hiperviscosidad, y en algunos casos, también alivia los de la neuropatía periférica.

5.2.4. Gammapatía monoclonal de significado incierto

La polirradiculopatía crónica inflamatoria desmielinizante (CIDP) se asocia con cierta frecuencia a la gammapatía monoclonal de significado incierto, lo que explica la indicación de realizar un proteinograma y determinación de inmunoglobulinas en todos los pacientes con este síndrome clínico. En la sangre puede haber autoanticuerpos IgM que reaccionan con glucoproteínas asociadas con la mielina o con otros antígenos diana.

5.2.5. Amiloidosis

La amiloidosis es en ocasiones una enfermedad familiar de herencia autosómica dominante, cuya principal complicación neurológica es una neuropatía de fibra fina que asocia síntomas sensitivos en forma de dolor y alteración térmica y disautonomía. Las formas no familiares de amiloidosis se clasifican en formas primaria y secundaria, esta última acompañada de trastornos como las infecciones crónicas. En la amiloidosis primaria es frecuente la neuropatía periférica, pero no lo es en la secundaria. Suele haber disfunción cardiovascular y renal, y también estar afectados otros sistemas orgánicos.

5.2.6. Crioglobulinemia

Las crioglobulinas son proteínas que deben su nombre a que precipitan con frío y se disuelven al calentarse. Se clasifican en IgM, IgG e IgA monoclonales o cadenas ligeras (tipo 1), proteínas mixtas aunque con una inmunoglobulina monoclonal (tipo 2) y policlonales sin proteína monoclonal (tipo 3). La crioglobulinemia se asocia a eventos cerebrovasculares isquémicos y neuropatías periféricas.

5.2.7. Linfoma

Las complicaciones neurológicas del linfoma pueden estar causadas por la diseminación directa del tumor, por compresión del sistema nervioso por un tumor extrínseco o por síndromes paraneoplásicos. También pueden ser resultado de la radioterapia o quimioterapia, hemorragia trombocítica o infecciones oportunistas.

5.2.8. Policitemia

Existe una tendencia trombótica en la policitemia que se ha atribuido a un incremento de la viscosidad sanguínea, trombocitosis y posiblemente a la coagulación intravascular diseminada crónica. La hemorragia intracraneal está causada por trastornos de la retracción de coágulo, de la generación de tromboplastina y de la función plaquetaria.

Los pacientes con policitemia con frecuencia aquejan cefalea, escasa capacidad de concentración, mareos, tinnitus, visión borrosa, disestesias y otros síntomas inespecíficos, en ocasiones en relación con el desarrollo de pseudotumor cerebral.

5.3. Enfermedades hemorrágicas

5.3.1. Hemofilia

Los estudios muestran que el 42% de los pacientes con hemofilia y el 34% de los pacientes con hemofilia A sufren complicaciones neurológicas. La hemorragia intracraneal es una causa importante de fallecimiento en los pacientes con hemofilia.

También pueden presentar neuropatías periféricas secundarias a la compresión de algunos nervios concretos a causa de hematomas intramusculares o retroperitoneales, siendo la afectación del nervio femoral la más frecuente.

5.3.2. Coagulación intravascular diseminada

La coagulación intravascular diseminada (CID) se caracteriza por la oclusión trombótica de los pequeños vasos y las complicaciones hemorrágicas concomitantes secundarias al consumo de los factores de coagulación y las plaquetas en el proceso de trombosis.

La gravedad de las características neurológicas es variable, siendo frecuente la aparición de una encefalopatía cuya gravedad varía desde un estado confusional moderado hasta el coma. Además, en la neuroimagen es frecuente encontrar hematomas cerebrales e infartos multifocales, incluso en pacientes paucisintomáticos desde el punto de vista neurológico.

5.3.3. Púrpura trombocitopénica trombótica

La púrpura trombocitopénica trombótica (PTT) es un trastorno de causa incierta, posiblemente inmunomediado, asociado a una alta mortalidad. La microangiopatía de la PTT puede afectar a cualquier órgano, pero predominantemente se centra en el sistema nervioso central, riñones, páncreas, corazón y glándulas suprarrenales.

Las características clínicas de la PTT son púrpura trombocitopénica, anemia hemolítica, fiebre, trastornos neurológicos y nefropatía. La trombosis de las pequeñas arteriolas, vénulas y capilares da lugar a microinfartos cerebrales y también se pueden producir hemorragias petequiales, sobre todo en la sustancia gris. Clínicamente, puede manifestarse en forma de cefalea, deterioro del nivel de consciencia, crisis epilépticas y déficits focales.

5.3.4. Síndrome hemolítico-urémico

El síndrome hemolítico-urémico aparece con frecuencia después de un episodio de gastroenteritis producida por la cepa enteropatogénica de Escherichia coli (0157: H7). Este y otros microorganismos liberarían una toxina, denominada *verotoxina*, que produce lesión endotelial. El síndrome es más frecuente en los niños menores de 4 años, y es la causa más frecuente de insuficiencia renal aguda en los niños pequeños. Las complicaciones neurológicas predicen un pronóstico más grave, y pueden incluir encefalopatía, crisis epilépticas e ictus.

5.4. Síndromes de anticuerpos antifosfolípido

Los anticuerpos antifosfolípido (anticoagulante lúpico y anticardiolipina) pueden detectarse no solo en el LES, sino también en el síndrome de Sneddon y otros trastornos del tejido conjuntivo. También pueden producirse en pacientes en tratamiento con determinados fármacos (fenitoína, propranolol, amoxicilina), en algunas infecciones o complicaciones obstétricas, e incluso en población sana.

Su presencia aumenta el riesgo de trombosis y también puede aparecer una encefalopatía isquémica aguda, caracterizada por confusión, embotamiento, tetraparesia y síntomas piramidales bilaterales. Se han descrito demencia, corea, amnesia global transitoria, mielopatía transversal, síndrome de Guillain-Barré y crisis epilépticas.

6. ENFERMEDADES GASTROINTESTINALES

6.1. Encefalopatía portal sistémica

La hepatitis crónica produce una encefalopatía portal sistémica, que frecuentemente tiene un inicio insidioso. A veces, el único signo neurológico puede ser una asterixis, y en ocasiones pueden aparecer también síntomas neurológicos focales.

La encefalopatía hepática evoluciona en cuatro *estadios*. Mientras que los signos y los síntomas de los estadios 3 y 4 son similares en los adultos y en los niños, los estadios 1 y 2 muestran ciertas modificaciones en la población pediátrica:

- *Estadio 1:* Confusión leve, irritabilidad, llanto excesivo, trastornos del sueño, lentitud mental y falta de atención.
- *Estadio 2:* Somnolencia excesiva, confusión moderada, cambios de la personalidad, comportamiento inadecuado, períodos intermitentes de desorientación e incapacidad para realizar tareas mentales.
- *Estadio 3:* Confusión profunda, estupor, delirio, hiperreflexia y respuesta plantar extensora.
- *Estadio 4:* Coma con o sin postura de descerebración o decorticación. La hipertensión intracraneal y el edema cerebral se hallan presentes de forma invariable en este estadio, lo que puede producir una mala perfusión cerebral, con lesión anóxica y herniación a nivel del tronco.

Los resultados de las pruebas de función hepática y los niveles de amonio pueden no guardar relación con la gravedad de los síntomas. Las anomalías electroencefalográficas, por su parte, sí se relacionan con la gravedad de la encefalopatía: aparece de forma muy precoz un enlentecimiento del ritmo alfa, que progresa a frecuencias delta con la evolución de la encefalopatía, observándose ondas trifásicas en el estadio final. La resonancia magnética (RM) puede mostrar señales de intensidad anormal en los ganglios basales, sobre todo en las imágenes potenciadas en T1, por el edema y la atrofia.

Las ondas trifásicas que pueden verse en la encefalopatía portal sistémica no suelen observarse hasta estadios avanzados. En fases más precoces, lo típico es un enlentecimiento del ritmo alfa que progresa a frecuencias delta.

6.2. Trasplante hepático

En el 48% de los pacientes que reciben un trasplante hepático aparecen complicaciones neurológicas, que además pueden verse agravadas por el riesgo de infecciones concomitantes facilitadas por la inmunosupresión farmacológica y se asocian a una elevada morbimortalidad.

La mayoría de ellas son crisis epilépticas (mioclonus multifocal o estatus epiléptico), y cambios en el nivel de consciencia. También puede aparecer neuropatía, cefalea, temblor, astenia, inquietud, enuresis, mareo, miopatía del paciente crítico y desprendimiento de retina.

6.3. Cirugía gástrica

En el 10-15% de los pacientes sometidos a una resección gástrica aparecen complicaciones neurológicas, la mayor parte de ellas probablemente debidas a la alteración de la absorción de la vitamina B12, en forma de neuro o mielopatía, aunque muchas veces con una respuesta deficiente a la suplementación con esta vitamina. Es posible que otros déficits nutricionales, como es el caso de la vitamina D en la presencia de miopatía, justifiquen el resto de los síntomas.

6.4. Afectaciones del intestino delgado

En los síndromes de malabsorción causados por afectaciones del intestino delgado, atresia biliar o síndrome del asa ciega, es frecuente encontrar mielo o neuropatía, que a menudo coexiste con una degeneración pigmentaria de la retina, oftalmoplejía externa, disartria, y síntomas piramidales.

La ataxia puede ser una característica muy visible y el trastorno neurológico ser parecido a una degeneración espinocerebelosa con una polineuropatía asociada, con una gran respuesta a la suplementación de la vitamina E.

6.5. Enfermedad de Whipple

La enfermedad de Whipple es un trastorno multisistémico causado por una infección por el bacilo Tropheryma whippelii. Clínicamente, se caracteriza por esteatorrea, dolor abdominal, pérdida de peso, artritis, linfadenopatía y diversos trastornos sistémicos.

La característica neurológica más habitual es la demencia. También es posible encontrar espasmos, mioclonías, ataxia cerebelosa, obnubilación mental, trastornos de la visión, edema papilar, oftalmoplejía supranuclear, mielopatía y disfunción hipotalámica.

La miorritmia oculomasticatoria es característica de la enfermedad de Whipple, y consiste en la oscilación pendular convergente de los ojos que se produce simultáneamente con las contracciones de los músculos masticatorios, y que persiste durante el sueño. La miorritmia oculofacial, en la que además se afectan músculos no faciales, se considera patognomónica en la enfermedad.

Se observan alteraciones de la sustancia gris del hipotálamo, la circunvolución cingular, ganglios basales, corteza insular y cerebelo.

7. ENFERMEDAD RENAL

7.1. Insuficiencia renal

La encefalopatía urémica se parece clínicamente a otras encefalopatías metabólicas: astenia, somnolencia, inquietud, falta de atención, cefalea, anorexia, debilidad generalizada y en los casos más graves no tratados espasmos mioclónicos, crisis epilépticas, estupor y coma.

Se ha descrito el denominado *síndrome de convulsiones-fasciculaciones* que combina asterixis y sacudidas mioclónicas con fasciculaciones, torsiones musculares y crisis epilépticas. Las crisis epilépticas urémicas suelen ser mioclónicas o generalizadas. La presencia de crisis focales, por tanto, sugiere una lesión cerebral estructural o la coexistencia de otra patología.

La gravedad de la encefalopatía no guarda una buena correlación con ninguna alteración analítica concreta. Aunque se desconoce el mecanismo exacto que da lugar a la encefalopatía, se ha postulado su posible relación con el acúmulo de ácidos orgánicos tóxicos en el sistema nervioso central, y/o a efectos tóxicos directos de la hormona paratiroidea.

La incidencia de enfermedad cerebrovascular isquémica se encuentra aumentada en los pacientes con insuficiencia renal crónica, lo que puede explicarse por la aterosclerosis (más frecuente y más difusa que en la población general), enfermedad tromboembólica o hipotensión durante la diálisis. La incidencia de hemorragia intracraneal también está aumentada, entre cuyos factores de riesgo se incluyen hipertensión, poliquistosis renal y el uso de anticoagulantes o antiplaquetarios.

Una complicación habitual de la uremia es la aparición de polineuropatía sensitivomotora simétrica dependiente de la duración de la enfermedad. Al inicio, son frecuentes las disestesias, espasmos musculares y piernas inquietas. La neuropatía puede estabilizarse o mejorar con una diálisis prolongada, y el trasplante también suele proporcionar una mejoría progresiva.

También es frecuente encontrar disfunción autonómica con hipotensión arterial (lo que puede ser especialmente importante durante la hemodiálisis), alteraciones sudomotoras, impotencia y trastornos gastrointestinales. La neuropatía urémica del óptico origina una rápida pérdida de la visión que responde a la hemodiálisis y al tratamiento con corticoides.

7.2. Diálisis

7.2.1. Cefalea

Las cefaleas se producen hasta en el 70% de los pacientes en diálisis, de los cuales aproximadamente la mitad tiene un antecedente de migraña. *International Headache Society* ha definido los criterios de la cefalea debida a la hemodiálisis, entre los que se encuentra su inicio durante la misma y su finalización en 24 horas, y la exclusión de otras causas, ya que, por ejemplo, la cefalea grave puede asociarse con hipertensión arterial y con hemorragia cerebral.

7.2.2. Síndrome del desequilibrio de la diálisis

El síndrome de desequilibrio de la diálisis es debido probablemente a un desequilibrio hídrico en el cerebro. Es más habitual en los niños que en los adultos, y se produce con mayor frecuencia después de la hemodiálisis que tras la diálisis peritoneal.

Es más probable que se produzca en pacientes gravemente urémicos en el momento de su inicio y cuando la diálisis se produce con un protocolo rápido y/o con ultrafiltración.

Su inicio puede ser tan precoz como a las 3 horas, y tan tardío como a las 48 horas después de la diálisis. Se caracteriza por cefalea, irritabilidad, agitación, somnolencia, crisis epilépticas aisladas o recurrentes, espasmos musculares y náuseas. Otras características menos frecuentes son exoftalmia, incremento de la presión intraocular, incremento de la presión intracraneal y edema papilar.

7.2.3. Demencia dialítica progresiva

La incidencia de demencia dialítica progresiva ha disminuido en los últimos años gracias a la eliminación del aluminio de los dializadores.

A nivel neurológico, el aumento de los niveles de aluminio produce inicialmente un habla dubitativa que acaba en mutismo. Estos síntomas iniciales pueden ser intermitentes y aparecer solo durante la diálisis. A nivel cognitivo, aparecen progresivamente delirios y alucinaciones, a los que se asocian mioclonías, crisis epilépticas y trastornos de la marcha. La encefalopatía suele ser mortal tras 6 — 12 meses del inicio sintomático, a pesar de la administración de deferoxamina (un quelante del aluminio).

Es importante el diagnóstico diferencial con una encefalopatía de Wernicke, cuya frecuencia está incrementada en los pacientes en diálisis, ya que se produce la eliminación de tiamina.

7.3. Trasplante renal

La situación del riñón trasplantado cerca del ligamento inguinal incrementa el riesgo de lesión del nervio femoral, que hace frecuente el desarrollo de una neuropatía femoral postquirúrgica que, con frecuencia, se resuelve por completo. También se puede producir una disfunción del nervio cutáneo femoral lateral ipsilateral.

El 5-8% de los pacientes con trasplante renal presentan un evento cerebrovascular isquémico, cuyas causas están relacionadas con la hipertensión arterial, diabetes y una aterosclerosis acelerada.

La encefalopatía del rechazo se manifiesta con cefaleas, confusión, fiebre, irritabilidad y crisis epilépticas. Los síntomas se desarrollan en los 3 meses siguientes al trasplante en más de la mitad de los pacientes afectados.

Las infecciones contribuyen significativamente a la morbimortalidad de los pacientes que reciben un trasplante renal, presentes en hasta el 80% de ellos, de las cuales entre un 5 y un 10% afectan al SNC, siendo las causas más frecuentes Listeria monocytogenes, Cryptocccus y Toxoplasma gondii.

La incidencia de linfoma del SNC aumenta en los receptores de trasplantes y puede manifestarse como alteraciones neurológicas focales, crisis epilépticas o en un aumento de la presión intracraneal. También es frecuente la neurotoxicidad secundaria al uso de fármacos inmunodepresores.

8. ENFERMEDADES ENDOCRINOLÓGICAS

8.1. Enfermedades de la hipófisis

8.1.1. Enfermedad de Cushing

En la enfermedad de Cushing es frecuente observar trastornos mentales, entre ellos, ansiedad, agitación, insomnio, depresión, euforia, manía y psicosis. También es frecuente que haya debilidad y atrofia de la musculatura proximal, sobre todo de las piernas.

En los casos en los que el síndrome de Cushing es secundario a un adenoma hipertrófico de hipófisis, del que se puede observar una rápida expansión tras la adrenalectomía bilateral que conlleve a la compresión de nervios craneales (síndrome de Nelson).

La hipertensión intracraneal es una complicación bien conocida del síndrome de Cushing, que aparece sobre todo tras la extirpación de un adenoma de hipófisis.

8.1.2. Diabetes insípida

Con frecuencia, la diabetes insípida transitoria es una complicación de una lesión en la cabeza o de una intervención intracraneal. La principal característica neurológica es una encefalopatía cuya gravedad puede variar desde la irritabilidad hasta la somnolencia y el coma y que suele asociar hipotensión e hipertermia. También produce hipotensión e hipertermia.

8.2. Enfermedades tiroideas

8.2.1. Hipertiroidismo

Las características del hipertiroidismo son ansiedad, intranquilidad, irritabilidad, labilidad emocional, trastornos de la concentración, cefalea e insomnio. Es frecuente encontrar temblor e hiperreflexia generalizada, y no es excepcional que el hipertiroidismo cause o desencadene un trastorno epiléptico preexistente. También se han descrito corea y coreoatetosis paroxística. En ancianos se puede presentar en forma de depresión y letargia (hipertiroidismo atípico).

Es frecuente observar orbitopatía distiroidea en la enfermedad de Graves que cursa con exoftalmos y oftalmoplejia. De forma ocasional puede asociar neuropatía óptica debido a la infiltración del nervio óptico, el hacinamiento del ápex orbitario y/o el aumento de tamaño de los músculos extraoculares.

A nivel neuromuscular existen diversos trastornos que se han relacionado con el hipertiroidismo, siendo la miopatía proximal con fasciculaciones una de las manifestaciones más frecuentes. Además, es frecuente que coexistan hipertiroidismo y miastenia gravis.

La parálisis tirotóxica periódica, más frecuente en asiáticos con un hipertiroidismo clínicamente silente por lo demás, suele presentarse en forma de episodios de debilidad tras la actividad o tras comidas con un alto contenido en hidratos de carbono, tal y como ocurre en las parálisis periódicas familiares hipopotasémicas.

El hipertiroidismo neonatal suele ser transitorio y es consecuencia del paso transplacentario de anticuerpos estimulantes del receptor de la tirotropina. Se produce en el 2 al 3% de las madres con enfermedad de Graves.

8.2.2. Hipotiroidismo

En el hipotiroidismo es frecuente encontrar apatía, somnolencia y trastornos de la atención, y también pueden aparecer confusión, delirio y psicosis que mejoran con el tratamiento del trastorno tiroideo subyacente.

En los casos de hipotiroidismo grave aparece una alteración del nivel de consciencia que se asocia con hipotensión arterial, hipotermia, hipoglucemia, insuficiencia respiratoria y otros trastornos metabólicos que, de no ser adecuadamente tratados, pueden progresar hasta el coma. En el hipotiroidismo también se ha descrito un aumento en la incidencia de crisis epilépticas, ataxia troncular producida por una degeneración cerebelosa, sordera y neuropatías craneales.

Es frecuente la afectación del sistema nervioso periférico, sobre todo en forma de miopatía proximal que se acompaña de mialgia y rigidez, y que puede asociar mixedema (contracciones locales transitorias provocadas por la percusión).

En el 30% de los pacientes con hipotiroidismo aparece un síndrome del túnel del carpo. Menos frecuente es la presencia de una neuropatía sensitiva o sensitivomotora con una desmielinización segmentaria y degeneración axonal.

El hipotiroidismo congénito es la forma tratable más habitual de retraso psicomotor, cuya incidencia es de uno de cada 4000 recién nacidos vivos. Su causa más frecuente a nivel mundial es el déficit de yodo. Muchos de sus rasgos clásicos, como hipotonía, estreñimiento, problemas para alimentarse, somnolencia y apnea se desarrollan con el tiempo. Un retraso en su diagnóstico puede producir un retraso posterior en el crecimiento, anemia, sordera neurosensorial, cardiomegalia y derrame pericárdico.

8.2.3. Tiroiditis de Hashimoto

La tiroiditis de Hashimoto es una tiroiditis autoinmunitaria crónica. Se ha descrito su asociación a miastenia gravis, arteritis de células gigantes y la neuropatía vasculítica periférica. En ella se ha descrito la posibilidad de una encefalopatía que guardaría relación con altas concentraciones de anticuerpos antitiroideos, caracterizada por confusión, alteración del nivel de consciencia, crisis epilépticas y otros síntomas como ataxia de la marcha y trastornos del sueño.

Es frecuente encontrar hiperproteinorraquia y anomalías difusas en el electrocencefalograma, mientras que los estudios de neuroimagen suelen ser normales. Clásicamente, ha recibido la denominación de *encefalopatía con respuesta a esteroides* por su gran mejoría con estas terapias.

En los últimos años, ha existido controversia sobre su existencia, puesto que en algunos de estos pacientes se han encontrado la presencia de otros anticuerpos de tipo onconeuronal e intracelular. Se trataría por tanto de una encefalitis inmunomediada, en la que los anticuerpos antitiroideos resultarían positivos por una reactividad cruzada.

8.3. Enfermedades de las glándulas suprarrenales

8.3.1. Feocromocitoma

Las características iniciales del feocromocitoma son síntomas paroxísticos relacionados con la secreción excesiva de catecolaminas: cefalea, hiperhidrosis, palpitaciones, arritmias cardíacas, temblor y ansiedad. Pueden aparecer crisis epilépticas en el 5% de casos.

8.3.2. Enfermedad de Addison

La insuficiencia suprarrenal es una característica de la adrenomieloleucodistrofia ligada al cromosoma X, aunque sus causas son múltiples y su defecto ser debido tanto a problemas hipofisarios como de glándulas suprarrenales. Sus características principales son debilidad generalizada, fatiga, laxitud, depresión, cefalea, pérdida de peso, anorexia e hiperpigmentación de la piel. Puede cursar con un incremento de la presión intracraneal.

8.4. Enfermedades paratiroideas

8.4.1. Hiperparatiroidismo

Las manifestaciones neurológicas del hiperparatiroidismo son frecuentes y normalmente relacionadas con hipercalcemia. De forma frecuente, aparece una miopatía proximal que mejora tras el tratamiento quirúrgico, aunque también pueden aparecer otros síntomas como un síndrome clínico parecido a la esclerosis lateral amiotrófica.

8.4.2. Hipoparatiroidismo

El diagnóstico de hipoparatiroidismo (que aparece con frecuencia tras una tiroidectomía) requiere la exclusión de un seudohipoparatiroidismo causado por una resistencia periférica a los efectos de la hormona tiroidea, más que a una deficiencia de la secreción hormonal.

Las manifestaciones neurológicas de ambos trastornos son similares y producidas por el efecto de la hipocalcemia sobre el sistema nervioso. En estos pacientes, es frecuente encontrar calcificaciones intracraneales, sobre todo a nivel de los ganglios de la base, a menudo asintomáticas.

8.5. Diabetes mellitus

La diabetes es la causa más habitual de polineuropatía en los países desarrollados, y puede llegar a estar presente hasta en el 10 - 20% de los pacientes en el momento del diagnóstico, e incluso estar presente en estadios de prediabetes.

Esto explica la recomendación de solicitar glucemia y hemoglobina glicada en todo paciente con una polineuropatía simétrica, sobre todo si es de predomino sensitivo. Su mecanismo de producción no está bien esclarecido, habiéndose postulado causas metabólicas y vasculares.

La forma más frecuente de polineuropatía es una polineuropatía distal sensitivomotora en guante y calcetín. Los estudios electrofisiológicos confirman la presencia de una polineuropatía axonal longitud-dependiente, lo que explica la presencia de síntomas más frecuentemente en pies que en manos, y sobre todo con afectación de las fibras sensitivas. Se puede producir en ocasiones una grave alteración de la percepción del dolor y de la temperatura, lo que origina ulceración distal y artropatía (neuropatía acrodistrófica).

En muchas ocasiones, puede aparecer asociada o de forma aislada una neuropatía autonómica. También se ha descrito su presentación clínica en forma de polirradiculoneuropatía crónica, superponible a una polirradiculoneuropatía inflamatoria desmielinizante crónica.

De forma más característica, es importante conocer la polirradiculopatía toracoabdominal diabética, neuropatía diabética inducida por el tratamiento y radiculoplexopatía lumbosacra o síndrome de Bruns-Garland. Esta última es más frecuente en varones de mediana edad con diabetes mellitus tipo 2 y clínicamente cursa con una paresia crural asimétrica y dolorosa de predominio proximal, que no asocia sintomatología sensitiva y en la que pueden aparecer fasciculaciones a nivel del cuádriceps.

Existen cinco *formas* fundamentales de neuropatía periférica en la diabetes:

- Polineuropatía axonal dependiente de longitud.
- Neuropatía autonómica.
- Mononeuropatía por atrapamiento.
- Neuropatías diabéticas agudas: amiotrofia diabética (síndrome de Bruns-Garland) y neuropatía diabética inducida por el tratamiento.
- Polirradiculoneuropatía inflamatoria desmielinizante crónica.

En este síndrome se ha postulado un posible componente inmunomediado que justificaría el tratamiento con corticoides a altas dosis, inmunoglobulinas y/o plasmaféresis en los casos incapacitantes. La mononeuropatía por atrapamiento como el síndrome del túnel del carpo es más frecuente en pacientes con diabetes, en los que también es frecuente encontrar otras mononeuropatías por atrapamiento. También pueden aparecer mononeuropatías craneales, sobre todo de los nervios oculomotores que característicamente cursan con una oftalmoparesia dolorosa.

El tratamiento de la neuropatía diabética es el adecuado control glucémico y fármacos como amitriptilina, duloxetina y venlafaxina pueden estar indicados para el control del dolor neuropático.

A nivel del sistema nervioso central es importante tener en cuenta que los pacientes con diabetes muestran una mayor prevalencia de ictus que la población general, y que en ellos la morbimortalidad es mayor.

La cetoacidosis diabética asocia una elevada morbimortalidad en este grupo poblacional, y puede ser el primer síntoma de una diabetes no conocida. Su presentación clínica incluye una alteración progresiva del nivel de consciencia, en la que es infrecuente la presencia de síntomas focales.

Entre los posibles factores contribuyentes se encuentran otras alteraciones metabólicas, infecciones, trastornos vasculares oclusivos y edema cerebral. Clínicamente, es característica una encefalopatía leve, que puede asociar crisis epilépticas y déficits focales.

8.6. Hipoglucemia

La hipoglucemia puede originar una encefalopatía metabólica aguda caracterizada al inicio por temblor, ansiedad, confusión, estupor o coma. También puede dar lugar a una disfunción troncoencefálica, síntomas neurológicos focales transitorios o crisis epilépticas que a menudo son focales. En los casos

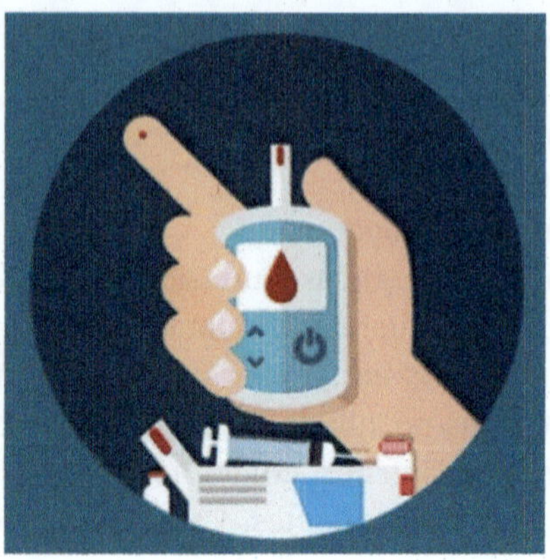

más graves pueden aparecer alteraciones en la resonancia magnética, sobre todo a nivel de los ganglios basales, corteza cerebral, sustancia negra e hipocampo.

A nivel del sistema nervioso periférico, se ha descrito la posibilidad de una polineuropatía sensitivomotora y también una afectación de la segunda motoneurona, más frecuentemente descritos en pacientes con insulinoma o tratamiento insulínico intensivo.

9. TRASTORNOS HIDROELECTROLÍTICOS

9.1. Sodio

La concentración sérica de sodio determina en gran medida la osmolaridad, por lo que cambios rápidos en este ion dan lugar a una disfunción del sistema nervioso central por el desequilibrio osmótico. A nivel clínico aparece una alteración del nivel de consciencia que puede llevar al coma y presentarse con mioclonías, asterixis y temblor.

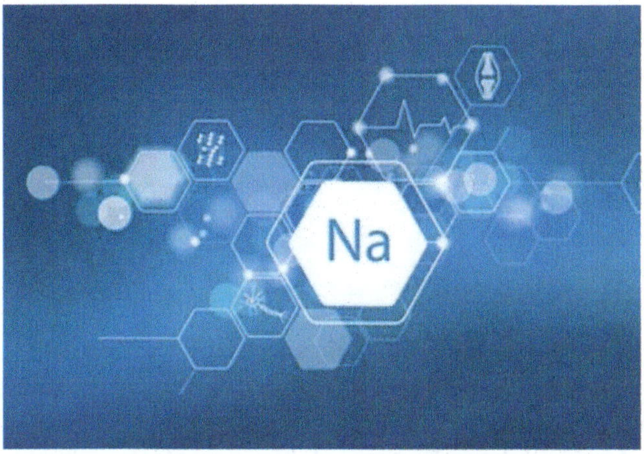

También pueden aparecer crisis epilépticas que muestran una mala respuesta a la terapia antiepiléptica, e incluso síntomas focales, que pueden ser secundarios a una hemorragia intracerebral o subdural o no tener causa demostrable.

Una corrección rápida de la hiponatremia puede causar una mielinólisis central pontina. Este trastorno en casos graves se caracteriza por una tetraparesia (espástica o flácida), parálisis seudobulbar y una alteración del nivel de consciencia.

Aunque los estudios de neuroimagen con resonancia magnética cerebral suelen mostrar hallazgos típicos (hiperintensidad de señal en secuencias de TR largo a nivel de la protuberancia), la gravedad de la clínica puede no guardar relación con estas alteraciones.

9.2. Potasio

Los trastornos de la concentración de potasio sérica afectan negativamente a la función cardíaca y neuromuscular. La hiperpotasemia suele dar lugar a una arritmia cardiaca antes de producir sintomatología neurológica, en forma de parálisis flácida de rápida progresión, en ocasiones precedida de disestesias y alteración del estado mental.

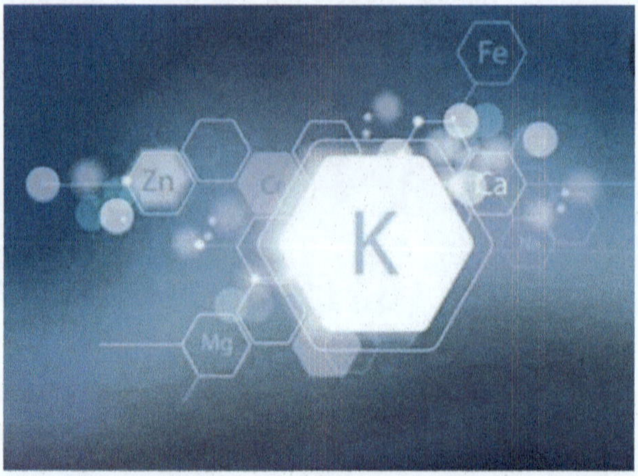

La hipopotasemia suele producir sintomatología a nivel neuromuscular en vez de enefalopatía, y dar lugar a mialgias, fatiga y debilidad proximal con respeto de la musculatura bulbar. En los casos de hipopotasemia grave, pueden encontrarse además rabdomiolisis, mioglobinuria y alcalosis hipopotasémica.

9.3. Calcio

Es frecuente encontrar hipercalcemia en caso de metástasis, mieloma, síndromes paraneoplásicos, hiperparatiroidismo primario o secundario, intoxicación por vitamina D y síndrome de leche alcalina. Su manifestación clínica fundamental a nivel del sistema nervioso central es una encefalopatía, que cursa con alteración del nivel de consciencia, apatía o agitación, depresión, cefalea e incluso crisis epilépticas.

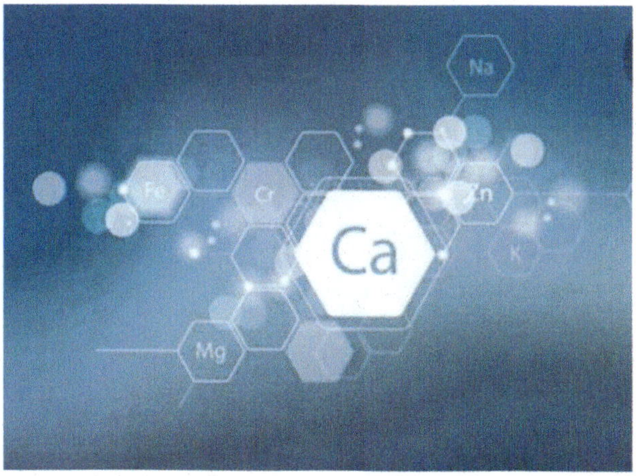

En el sistema nervioso periférico puede aparecer debilidad muscular y fatiga, sobre todo en los casos relacionados con hiperparatiroidismo, en los que es frecuente encontrar miopatía.

La hipocalcemia puede aparecer tras una cirugía de tiroides o paratiroides y en casos de hipoparatiroidismo, síndromes de malabsorción, déficit de vitamina D y pancreatitis aguda. Su síntoma principal es la tetania, pero también es frecuente encontrar parestesias periorales y distales de las enfermedades que pueden acompañarse más tardíamente de calambres musculares y espasmos carpopedales.

También pueden aparecer encefalopatía y crisis focales o generalizadas, que característicamente muestran una mala respuesta a los fármacos antiepilépticos, pero suelen resolverse tras la resolución de la hipocalcemia. Se han descrito casos de parkinsonismo y corea, aumento de presión intracraneal y mielopatía cuando la depleción de calcio es brusca.

9.4. Magnesio

La hipomagnesemia puede estar causada por una ingesta o absorción reducidas de magnesio o, más frecuentemente, por una pérdida excesiva producida por diuréticos o enfermedad renal. Al ser un ión esencialmente intracelular, sus concentraciones séricas no tienen por qué reflejar la gravedad de la depleción.

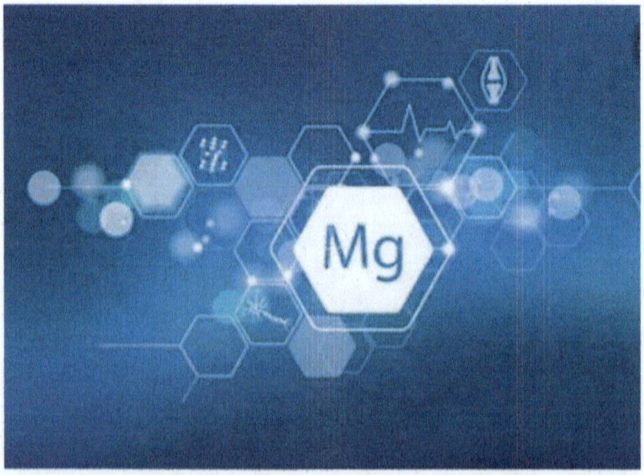

Sus complicaciones neurológicas son superponibles a las de la hipocalcemia, con la que a menudo coexiste. Su tratamiento se basa en sulfato de magnesio oral, salvo en aquellos pacientes con problemas de absorción en los que se recomienda su administración intramuscular o intravenosa.

La causa más frecuente de la hipermagnesemia es la insuficiencia renal. Se caracteriza clínicamente por somnolencia, bradipsiquia y confusión, y es también característico encontrar una reducción o abolición de los reflejos osteotendinosos. En ocasiones puede aparecer depresión respiratoria y debilidad debido a alteración de la transmisión neuromuscular y en casos graves puede llevar al coma y ser mortal.

BIBLIOGRAFÍA

- Boeken, U., Litmathe, J., Feindt, P., et al. 2005, Neurological complications after cardiac surgery: risk factors and correlation to the surgical procedure, Thorne Cardiovasc Surg, vol. 53: 33-36.
- Brouns, R., 82 De Deyn, P. P. 2004, Neurological complications in renal failure: a review, Cm Neurol Neurosurg, vol. 107: 1-16.
- Cadranel, J. F., Lebiez, E., Di Martino, V., et al. 2001, Focal neurological signs in hepatic encephalopathy in cirrhotic patients: an underestimated entity? Am J Gastroenterol, vol. 96: 515-518.
- Castillo, P., Woodruff, B., Caselli, R., et al. 2006, Steroid-responsive encephalopathy associated with autoimmune thyroiditis, Arch Neurol, vol. 63: 197-202.
- Cervera, R., Piette, J. C., Font, J., et al. 2002, Antiphospholipid syndrome: clinical and immunologic manifestations and patterns of disease expression in a cohort of 1,000 patients, Arthritis Rheum, vol. 46: 1019-1027.
- Dyck, P.J. B., Windebank, A. J. 2002, Diabetic and nondiabetic lumbosacral radiculoplexus neuropathies: new insights into pathophysiology and treatment, Muscle Nerve, vol. 25: 477-491.
- Estrera, A. L., Miller, C. C., Huynh, T. T., et al. 2001, Neurologic outcome after thoracic and thoracoabdominal aortic aneurysm repair, Ann Thorac Surg, vol. 72: 1225-1230.
- Heiro, M., Nikoskelainen, J., Engblom, E., et al. 2000, Neurologic manifestations of infective endocarditis: a 17-year experience in a teaching hospital in Finland, Arch Intern Med, vol. 160: 2781-2787.
- Kojouri, K., Vesely, S. K., 8 George, J. N. 2001, Quinine-associated thrombotic thrombocytopenic purpura-hemolytic uremic syndrome: frequency, clinical features, and long-term outcomes, Ann Intern Med, vol. 135: 1047-1051.
- Kung, A. W. 2006, Thyrotoxic periodic paralysis: a diagnostic challenge, J Clin Endocrinol Metab, vol. 91: 2490-2495.
- Manzel, K., Tranel, D., 8 Cooper, G. 2000, Cognitive and behavioral abnormalities in a case of central nervous system Whipple disease, Arch Neurol, vol. 57: 399-403.
- McKhann, G. M., Grega, M. A., Borowicz, L. M., et al. 2006, Stroke and encephalopathy after cardiac surgery: an update, Stroke, vol. 37: 562-571.